LO QUE DICE LA CIENCIA SOBRE DIETAS ALIMENTACIÓN Y SALUD, VOLUMEN 2

Otras 40 preguntas y respuestas para apasionados y profesionales de la nutrición

Luis Jiménez

© 2017 Luis Jiménez

ISBN: 978-1548318208

Primera edición: junio de 2017

Edición actual: 1.03

Dedicado a mi padre, que aunque no esté, siempre me ayuda a decidir.

ÍNDICE

¿Qué dicen las últimas teorías sobre el metabolismo y las calorías?

¿Cuál es la relación entre los carbohidratos, la insulina y la obesidad?

¿Se puede reducir el índice glucémico de los alimentos?

¿Cuál es el índice glucémico de la cerveza?

¿En qué época del año se engorda más?

¿Cómo afectan el matrimonio y el divorcio al peso corporal?

¿Influye el horario de las comidas en la salud?

¿Cómo afecta el sueño al peso corporal?

¿Dejar de fumar provoca aumento de peso?

¿Hasta qué punto puede influir la microbiota en la obesidad?

¿Afectan los edulcorantes a las hormonas?

¿Masticar más puede ayudar a adelgazar?

¿Funciona la liposucción?

INTRODUCCIÓN

El éxito de mi primer libro sobre nutrición y salud, *"Lo que dice la ciencia para adelgazar"* (2012), el inesperado interés con el que me regalaron los lectores del mismo y los seguidores del blog que creé con el mismo nombre (que a fecha de hoy han fructificado en forma de 4 ediciones en papel del libro y más de 6 millones de visitas a las páginas del blog), me animaron a lanzarme a un segundo proyecto mucho más arriesgado, tanto desde el punto de vista de su posible aceptación como del reto personal que suponía. Un libro profundizando en cuestiones controvertidas y espinosas relacionadas con la alimentación y la salud, sobre las que había desconocimiento y confusión. Que recopilara las evidencias existentes sobre cada una de ellas, con un enfoque eminentemente técnico y científico, pero que no solo estuviera al alcance de los expertos y profesionales, sino que también pudiera ser accesible a apasionados por estos temas.

El resultado fue *"Lo que dice la ciencia sobre dietas, alimentación y salud"* (2013), un volumen de casi 400 páginas con 75 *miniartículos* publicados previamente en el blog, plagados de referencias científicas y estudios, varios cientos de ellos. Que, de nuevo rompiendo todas las previsiones, llegó a su segunda edición en formato papel y se mantuvo en la lista de los más vendidos durante muchos días en diversas plataformas de venta digital.

Desde entonces he podido finalizar también otras dos obras, *"El Cerebro Obeso"* (2014), y *"La Guerra contra el Sobrepeso"* (2016), el primero centrado en la perspectiva neurológica y psicológica de la obesidad y el segundo en su entramado social y económico, que junto con los dos anteriores, ayudan a tener una visión bastante completa de esta epidemia tan compleja e incontrolable que crece imparable en todos los países desarrollados.

Sin embargo – como no podía ser de otra forma – la ciencia ha seguido avanzando. Y, afortunadamente, el interés por la alimentación también, lo cual me ha permitido ser testigo de cómo las personas que más aprenden son cada vez más conscientes de las limitaciones de su conocimiento. Y, como consecuencia, muchas de ellas quieren aprender aún más.

A pesar de que los artículos del blog "Lo que dice la ciencia para adelgazar" han ido transformándose lentamente, volviéndose más extensos, específicos y complejos, las visitas y el interés no se han reducido ni un ápice, más bien al contrario. La nutrición arrastra una ingente cantidad de gente curiosa, con ganas de estar al día y de intentar aplicar los conocimientos en su vida personal, evolucionando en la forma en la que entienden su dieta y los alimentos que deciden comer.

Así que, cuatro años después del primero, ha llegado el momento de presentar *"Lo que dice la ciencia sobre dietas, alimentación y salud, volumen 2"*. Tras recopilar, revisar y actualizar más de 40 nuevos artículos publicados en el blog y añadir alguno más, todos ellos sobre temas de los que es difícil encontrar respuestas claras y siempre en base a los estudios y revisiones más recientes, adaptándolos para su lectura en formato libro, he llegado al documento que tiene entre manos. Más de 300 páginas repletas de información jugosa y actualizada.

Antes de empezar a conocer las respuestas a esas 40 nuevas cuestiones permítame informarle que la mayor parte de las 75 que se respondieron en el primer volumen se mantienen sin cambios significativos. Le haré un rápido resumen al respecto: por ejemplo, el consenso se va inclinando cada vez con mayor claridad por intentar definir un patrón dietético formado por alimentos saludables, huyendo de términos como "dieta equilibrada", alejándose del cálculo obsesivo de nutrientes y calorías y abandonando la demonización de todo lo que no sea una dieta baja en grasas y energía. Las obligaciones dietéticas, tales como las cinco comidas diarias o el supuestamente imprescindible desayuno, van dando paso a planteamientos más flexibles, personalizados y adaptados a cada persona, a sus costumbres preferencias y necesidades.

Respecto a la gestión de la energía y el metabolismo, cada vez se le da más importancia a la saciedad y a las hormonas, justo lo contrario de lo que parece ocurrir tanto con el colesterol dietético como con las grasas saturadas, que parece que están pasando a ser simplemente un factor más a tener en cuenta a la hora de valorar la salud de las personas y su dieta más recomendable.

Respecto a alimentos concretos, la tendencia más clara es la de ir reduciendo (lentamente) la culpabilidad de aquellos cuyo único pecado es ser ricos en grasas (como los huevos, los lácteos enteros o los frutos secos) y centrar las sospechas en los que son altamente procesados, muy palatables y muy digestibles, gracias a sus características y su calculada (y elevada) composición de azúcar, sal y grasa, junto con otros aditivos. Por ello, en este volumen profundizaremos en este tipo de alimentos; y también volveremos a hablar de alimentos como la carne, los aceites vegetales, los cereales integrales o el alcohol, porque aunque no ha habido aportaciones novedosas en la evidencia de su relación con la salud, han sido protagonistas de muchos titulares y noticias durante estos últimos años. Así podremos ponernos al día para tener las cosas lo más claras que sea posible.

Desde el punto de vista de la seguridad, afortunadamente los controles cada vez son mayores y las pruebas no muestran que la presencia de tóxicos y plaguicidas en los alimentos tenga que ser algo especialmente preocupante en los países desarrollados, aunque conviene que sigamos vigilantes. Por el contrario, los numerosos ensayos que se publican continuamente sobre suplementos dietéticos de todo tipo no hacen más que aportar resultados negativos, poco concluyentes y diversos; siguen sin aparecer pruebas de que tomar pastillas de este tipo pueda ser útil para la población en general.

Para finalizar este pequeño repaso, cabe destacar que el creciente interés por el deporte y el ejercicio físico ha conseguido reforzar el reconocimiento de su importante papel en nuestra salud. "Más cantidad y más intensidad" podría ser un buen resumen de lo que se puede concluir de los estudios, algo que ya se adelantaba en cierta forma en el volumen anterior.

Hay evidencia y evidencia, estudios y estudios

Como los estudios científicos son la materia prima fundamental con la que se ha construido este libro, permítame repetir lo que ya dije al respecto en el primer volumen, ya que es importante tenerlo especialmente claro. No todos los tipos de estudios y ensayos tienen el mismo valor, así que conviene que conozcamos un poco mejor cada uno de ellos.

Las investigaciones más frecuentemente utilizadas como referencia son los estudios epidemiológicos, que llamaremos - para una mejor comprensión - "estudios observacionales". Son investigaciones que recopilan datos (por ejemplo, peso, talla, edad, sexo, nivel social, hábitos alimentarios, actividad física, enfermedades, edad de fallecimiento, etc.), y que posteriormente se analizan para comprobar si existe algún tipo de asociación o correlación entre ellos. Cuanto mayor sea la muestra (número de personas estudiadas) y más amplio el periodo de observación, más relevantes serán los resultados. En función de todas estas características los hay de diferentes tipos: caso-control, transversales, de cohorte y longitudinales. Pero no es objeto de este libro – ni considero necesario - el profundizar más en cada uno de ellos. El talón de Aquiles de este tipo de estudios reside en su propia naturaleza, ya que la relación entre dos factores no implica causalidad necesariamente. Por ejemplo, es conocida la correlación entre el consumo de chocolate per cápita y el número de Premios Nobel de un país, sin embargo sería un error pensar que el hecho de comer chocolate pueda aumentar las probabilidades de obtener tan preciado reconocimiento. También se sabe que en los hogares en los que se detectan más niños con fracaso escolar se encuentra una menor cantidad de libros por persona. ¿Cree que para reducir el fracaso escolar sería una estrategia eficaz el regalar libros en todos los hogares? Evidentemente, la respuesta es negativa. El fracaso escolar y la falta de libros son variables relacionadas, pero eso no implica que la segunda sea causa de la primera.

Por otro lado, estas relaciones pueden ser de naturaleza compleja y múltiple, imposibilitando el proceso de deducción. Por ejemplo, hay investigaciones que asocian un mayor consumo de huevos con mayor concentración de colesterol sanguíneo. ¿Este efecto se debe a los huevos? ¿O al beicon y la tostada que suele acompañarlo? ¿O a ninguno de ellos y es consecuencia de la falta de actividad física, también asociada al consumo de huevos? Alrededor de los huevos y el colesterol existen las llamadas "variables de confusión" (beicon, tostada, ejercicio…), otras variables que también podrían estar influyendo en los resultados y que podrían ser las responsables del fenómeno.

Para intentar resolver todas estas interrogantes los expertos utilizan un recurso estadístico que minimiza estas influencias no deseadas. Explicado de forma sencilla y resumida, se trata de volver a analizar los datos y sus asociaciones, pero entre subgrupos de personas que presentan los mismos valores constantes en una variable de confusión concreta. En nuestro ejemplo se trataría de analizar la asociación entre el colesterol y la ingesta de huevos, pero seleccionando solo a quienes no toman beicon. O a los que tan solo toman una loncha al día. A este procedimiento se le llama "ajuste por una variable de confusión" (en este caso, el beicon) y se puede utilizar con todas las variables que se desee, siempre que se disponga de la información y del volumen de datos suficiente.

Otro mecanismo para saber si en un estudio observacional existe relación causa-efecto entre dos variables es el análisis de la respuesta a la dosis. Para ello se observa si al aumentar o reducir los valores de la primera variable, también se modifican proporcionalmente los valores de la segunda. En nuestro ejemplo anterior, si detectamos que por cada huevo de más que se come por semana, en paralelo crece el colesterol un 10%, podremos afirmar que existe "respuesta a la dosis". Y en ese hipotético (e improbable) caso podríamos decir que es algo más probable (aunque no seguro) que exista relación causa efecto entre ambos factores.

Aunque los estudios observacionales son los más numerosos y populares, la segunda tipología de estudios que va a encontrar en el libro es mucho más fiable para deducir causalidad. Se trata de los estudios de intervención, normalmente llamados "ensayos clínicos". En este tipo de investigaciones se modifica una variable de forma intencionada (por ejemplo, empezar a comer un alimento, tomar un nuevo medicamento, empezar a hacer ejercicio...) y se analizan los cambios que se producen en diversos indicadores tras un periodo de tiempo (peso, colesterol, mortalidad...). Es decir, ya no se trata de una simple observación de datos, sino de provocar un cambio controlado y estudiar sus efectos concretos.

En función de sus características y su diseño, un ensayo clínico será más o menos valioso como prueba científica. En primer lugar debe ser aleatorio, es decir, la intervención se realizará entre un grupo de sujetos representativo de lo que queremos estudiar, pero elegidos dentro al azar, sin ningún tipo de criterio concreto. De esta forma se evita que sus predisposiciones previas puedan afectar al resultado (por ejemplo, que se apunten al estudio solo personas que tienen otras variables en común, que podrían también afectar al resultado). Además, del mismo grupo debe seleccionarse un número igual de sujetos que harán de control o contraste, en los que no se realizará ninguna intervención (o, mejor aún, se realizará una intervención "falsa") y con los que se comparará el anterior. Y para finalizar, el ensayo será más riguroso si se realiza en "doble ciego", es decir, los sujetos no sabrán a cuál de los dos grupos pertenecen (intervención real o falsa), pero tampoco los investigadores cuando lleven a cabo las mediciones y recogida de datos pertinentes. Esta última característica es especialmente difícil de implementar en los estudios sobre nutrición por causas obvias.

En resumen, un buen estudio de intervención debería ser aleatorio, con grupo de control y doble ciego. Pero no siempre se consiguen todas estas condiciones, así que cuantas más se cumplan, más poderoso se considera. Evidentemente, a estas características se sumarían el tamaño de la muestra y el tiempo de observación; cuanto más largo sea el periodo de estudio y más sujetos se sometan a observación, también más fiables serán los resultados.

Para finalizar, hay un tercer tipo estudios, los que podrían considerarse como *estudios de los estudios*, que son precisamente los que suelen ser más útiles para sacar conclusiones prácticas. Dado que sería poco riguroso y arriesgado deducir posibles aplicaciones clínicas con una cantidad limitada de investigaciones, se llama *revisiones sistemáticas* a los trabajos en los que se seleccionan los mejores estudios anteriormente descritos (observacionales o de intervención) basados en criterios definidos (tamaño de la muestra, periodo de tiempo, diseño del estudio, heterogeneidad de resultados, posibilidad de sesgo…) y posteriormente se analizan de forma estructurada los resultados. Las hay de diversos tipos, aunque las más populares son los *metaanálisis*, que tienen una metodología concreta y definida e incluyen un análisis de resultados cualitativo y cuantitativo. Aunque se publican a diario gran cantidad de revisiones sistemáticas, la iniciativa Cochrane, una organización sin ánimo de lucro creada a nivel mundial para obtener directrices de aplicación clínica de la investigación científica, puede considerarse como una referencia especialmente independiente, prestigiosa y reconocida haciendo este tipo de trabajos.

Basándose estos tres tipos de estudios existentes, los observacionales, los de intervención y las revisiones, la evidencia científica sobre un tema específico puede clasificarse por niveles, en función de su solidez y capacidad para deducir causalidad. Aunque a nivel científico existen escalas bien definidas y consensuadas y son utilizadas a menudo por los expertos, para nuestro caso podría ser útil la siguiente lista simplificada, más sencilla y fácil de recordar:

1. Revisiones sistemáticas de estudios de intervención

2. Estudios de intervención

3. Revisiones sistemáticas de estudios observacionales

4. Estudios observacionales

Evidentemente, hay estudios mejores y peores y revisiones mejores y peores, así que este orden de prioridad es orientativo y puede tener excepciones, ya que en cada caso habría que valorar la cantidad y calidad de evidencias disponibles en cada nivel. Por ejemplo, una rigurosa revisión sistemática de gran cantidad de estudios observacionales podría tener más valor que un único estudio de intervención de baja calidad.

Toda esta clasificación se refiere a trabajos con personas, pero la realidad es que la mayor parte de la investigación sanitaria se realiza mediante modelos animales (casi siempre ratas) o celulares (in–vitro). Y muchos de los titulares sobre salud con los que se puede encontrar en los diarios se han redactado basándose en los resultados de este tipo de estudios y haciendo interpretaciones totalmente exageradas e inadecuadas. Para llegar a una recomendación práctica y fiable sobre un hábito o comportamiento de las personas hace falta mucho más un estudio aislado con ratas. Son necesarias muchas investigaciones y las suficientes con seres humanos, ya que con mucha frecuencia los resultados obtenidos con los modelos no son replicables en personas. Y mucho análisis y consenso posterior por parte de los mejores expertos.

Por otro lado hay otra cuestión sobre los estudios científicos que es importante mencionar. Durante mucho tiempo su financiación ha sido un tema prácticamente desconocido para cualquier observador externo; el exceso de confianza en la labor de los expertos, la falta de transparencia por parte de los financiadores y las escasas exigencias respecto a aportar información han servido para que el incómodo tema del dinero haya sido algo que se ha gestionado entre bastidores. Afortunadamente, cada vez es más habitual encontrarse con información detallada sobre el posible conflicto de intereses de los autores y la financiación de una investigación.

¿Realmente es tan importante este aspecto? ¿Hay evidencias de la influencia negativa de la "mano financiadora" en las investigaciones sobre salud? Veamos lo que dicen las publicaciones sobre este tema.

El artículo publicado en JAMA "*Sugar Industry and Coronary Heart Disease Research; A Historical Analysis of Internal Industry Documents*" (2016) explicaba que allá por la década de los 60, cuando empezaban a tomar relevancia las directrices dietéticas, la Sugar Research Foundation financió investigaciones para que se "despistara" la responsabilidad del azúcar en las enfermedades cardíacas y las miradas se dirigieran hacia las grasas dietéticas. La noticia tuvo gran repercusión en los medios generalistas y pudimos leer titulares en todo tipo de diarios de todo el mundo.

Poco después se publicó otro estudio, "*Sponsorship of National Health Organizations by Two Major Soda Companies*" (2016), un trabajo en el que se pretendía conocer hasta dónde llegaban los tentáculos de los dos grandes de la industria norteamericana de bebidas, Coca–Cola y PepsiCo. Sus autores recopilaron y analizaron datos al respecto (del periodo 2011–2015) y concluyeron que 96 entidades de EE.UU. relacionadas con la salud (de las cuales 63 eran públicas) habían recibido financiación de alguna de estas dos empresas. Les sorprendió de forma especial encontrar en esta lista a la *American Diabetes Association* y la *Juvenile Diabetes Research Foundation*, dos entidades que apoyan a personas con diabetes, por razones evidentes. Además, también comprobaron que, directamente o mediante grupos de presión asociados, ambas compañías se habían movilizado en 28 ocasiones contra la implantación de legislación que afectaba a sus productos y cuyo objetivo era mejorar la salud de los ciudadanos. Y tan solo en una ocasión se habían mostrado favorables, aunque poniendo una gran cantidad de objeciones y obstáculos. No hace falta profundizar demasiado para deducir que todas estas iniciativas podían afectar negativamente a sus ventas.

En sus conclusiones finales, los investigadores no se anduvieron con medias tintas para describir la situación, como se aprecia en estos dos extractos del documento original:

"Existe una sorprendentemente extendida financiación de organizaciones médicas y de salud pública por parte de las dos empresas de bebidas más grandes del país. Estas empresas presionaron contra la intervención en salud pública en el 97% de los casos, poniendo en duda su sincero compromiso por la mejora de la salud. Mediante la aceptación de la financiación de estas empresas, las entidades relacionadas con la salud están participando de forma inadvertida en sus planes de marketing.

(...)

Se debería rechazar el dinero de estas empresas. A la vanguardia en esta política están la Academy of Nutrition and Dietetics, la American Academy of Pediatrics, la American Academy of Family Physicians, y la American College of Cardiology, que no renovaron nuevos contratos con Coca-Cola al final de 2015. Otras organizaciones deberían considerar el seguir este ejemplo y el de la University of Colorado School of Medicine, que devolvió un patrocinio de 1 millón de dólares en 2015. Además, sería útil llevar a cabo más investigación sobre el patrocinio a nivel local y estatal para desarrollar una perspectiva completa de la situación."

En otro trabajo previo, en el que se comparaban las prácticas de la industria alimentaria con la del tabaco, *"The Perils of Ignoring History: Big Tobacco Played Dirty and Millions Died. How Similar*

Is Big Food?" (2009), se finalizaba el *abstract* con este preocupante párrafo:,

"hay similitudes significativas en las acciones que la industria alimentaria ha abordado como respuesta a la preocupación de que sus productos puedan causar daño. Debido a que la obesidad es un problema global importante, el mundo no puede permitirse una repetición de la historia del tabaco (...)

Todas estas investigaciones confirmaban lo que muchos ya habíamos detectado en situaciones concretas (algunas de ellas descritas y detalladas en mi libro "La Guerra Contra el Sobrepeso"): que los representantes de la industria se preocupan muy mucho por estar bien posicionados donde se toman las decisiones y por conocer y controlar la información que llega al consumidor sobre sus productos y su relación con la salud. Especialmente cuando no es muy favorable.

¿Y lo consiguen? ¿Tienen estos lobbies capacidad para influir en la opinión de la comunidad científica y en los resultados de los estudios?

Las investigaciones sobre este tema concreto se han vuelto bastante más frecuentes, por lo que podemos conocer algunos de sus resultados. Por ejemplo, en *"Financial Conflicts of Interest and Reporting Bias Regarding the Association between Sugar-Sweetened Beverages and Weight Gain: A Systematic Review of Systematic Reviews"* (2013) sus autores afirmaron lo siguiente en sus conclusiones:

"Los conflictos de interés económicos pueden sesgar las conclusiones de las revisiones sistemáticas sobre el consumo de bebidas azucaradas y el aumento de peso o la obesidad".

Sin embargo, otras revisiones más generalistas o centradas en otro tipo de productos llegaron a conclusiones bastante menos claras o no pudieron encontrar evidencias sustanciales de esta influencia:

- *Association of Industry Sponsorship With Outcomes of Nutrition Studies. A Systematic Review and Meta-analysis (2016)*

- *Industry sponsorship and outcomes of nutrition studies: Is there an association when looking at the trial level? (2016)*

- *Relationship between funding sources and outcomes of obesity-related research (2012)*

Considerando estos resultados, ¿cuál debería ser nuestra posición? Permítame describirla de forma sencilla: escéptica pero sin llegar a ser radicalmente incrédula. Si la única razón para despreciar un estudio es su financiación, tendremos un problema de criterio serio. Siempre que se lee un estudio, sobre todo si sus resultados son poco habituales, conviene ser moderadamente crítico y el riesgo de influencia parece existir.

El investigador español sobre tecnología de los alimentos y profesor de la Universidad de Copenhague Jorge Ruiz–Carrascal lo explicaba e ilustraba de forma magnífica en un comentario que escribió sobre el tema:

"(...) los científicos son personas, y como tales (igual que en los deportistas, por poner un ejemplo) los hay que quieren tener éxito, los hay que quieren tomar atajos, los hay serios, los hay buenos, los hay malos y hasta los hay tontos. Los hay que solamente publican los resultados que le interesan a la empresa que financia su investigación (si no se puede quedar sin financiación para su laboratorio, para sus becarios, para ir a congresos, sin su sobre-sueldo...), y los hay que tienen claro cuál tiene que ser el mensaje y el resultado para tener repercusión mediática y/o científica: si uno aparece como el rebelde que va contra las multinacionales de los transgénicos o de la industria alimentaria, automáticamente tendrá hordas que lo adorarán y le considerarán poco menos que un profeta. Además de lo que eso supone para el ego, también tiene sus

repercusiones en invitaciones a diferentes actos, o incluso en número de citas.

Yo me suelo fiar más de los científicos de perfil poco llamativo, de los que no hablan mucho en primera persona del singular, de los que no se arrogan la verdad en cualquier tema, de los que dudan, de los que no vociferan, de los que no intentan ir de adalides o de gurús (me pasa igual en los deportes: me encantaba Induráin porque hasta cuando ganaba la contrarreloj hablaba en primera persona del plural).

Lo cierto es que no es sencillo sustraerse del éxito, por pequeño que este sea. Lo he vivido (salvando las distancias) en mis propias carnes, yo que soy un medianías y trabajo en temas que no son tan conflictivos. Hace un par de semanas di una charla en Irlanda sobre el aroma de los productos curados, y explicaba como el engorde de los cerdos en libertad en la dehesa podía tener repercusiones sobre el aroma final de un jamón o un lomo curado, por acumulación de antioxidantes procedentes de la hierba o la bellota, por su influencia sobre el perfil de ácidos grasos... Una señora me pilló por banda después de la charla y ya no me dejó durante todo el día. Era la dueña de una importante escuela de cocina que tiene todo ecológico (pollos, vacas, nabos...), y también tiene un hotel rural de lujo y un programa en TV. Interpretó hábilmente mi charla para justificar su manera ecológica de producir todo. Me invitó a cenar, me presentó a mucha gente, me hizo sentir el centro durante todo el día. Lo cierto es que me costaba rebatirle tajantemente alguna de sus ideas descabelladas, porque me parecía como una pequeña traición a las expectativas que ella se había formado, y (para que negarlo) podía poner en peligro las invitaciones que me había hecho para dar algún tipo de curso en su escuela. Al llegar al hotel me sentí fatal por no haberle rebatido algunas de las absurdeces que esgrimía (aunque hubiera resultado violento en cualquier caso). Si esto pasa con una tontería de este calado, ¿cómo me hubiera comportado si estuviera en juego un contrato millonario? ¿o si tuviese miles de seguidores que esperan oír de mi determinada información? Quiero pensar que actuaría cabalmente en cualquier caso (cada uno es libre de pensar lo que quiera). Pero es cierto que metido en determinadas situaciones, las decisiones pueden no ser tan sencillas."

Tras esta acertada opinión, quisiera hacer puntualización sobre la información que nos llega sobre alimentación. Hay que tener especial cuidado con los titulares y noticias que leemos en los medios generalistas, en los diarios y páginas webs. Las agencias de comunicación contratadas por la industria o sus propios departamentos de marketing con frecuencia maquillan y preparan estos titulares para alinearlos con sus estrategias de mercado y redactan y ofrecen generosamente los textos de las "noticias" basadas en estudios a periodistas y medios con los que mantienen relaciones comerciales muy estrechas. Como es obvio, dado que su objetivo principal es vender, no tienen ningún rubor en seleccionar solo los que más les interesan o interpretar libremente y exagerar las conclusiones mayoritariamente prudentes y poco concluyentes que suelen presentar los estudios científicos, llegando a dejarlas incluso irreconocibles respecto a su versión original. Es lo que dedujeron los autores del trabajo *"The association between exaggeration in health related science news and academic press releases: retrospective observational study"* (2014). Y lo que vemos prácticamente a diario quienes nos interesamos por estos temas intentando contrastar la información recurriendo a las fuentes originales.

Bien, tras las siempre recomendables presentaciones y reglas de juego previas, ha llegado el momento de conocer qué más dice la ciencia sobre dietas, alimentación y salud. Le agradezco sinceramente que haya confiado en este libro en su camino por alcanzar ese objetivo y espero que le sea útil para llegar al conocimiento que busca.

Eso sí, recuerde que lo que va a leer es el conocimiento existente en el momento de escribir estas líneas. En relativamente poco tiempo tendremos mucho más a nuestra disposición.

Pero no nos adelantemos a los acontecimientos….

ALIMENTOS Y DIETAS

¿Qué alimentos se consideran procesados y ultraprocesados?

Tal y como he adelantado en la introducción, durante los últimos años los llamados "alimentos procesados" se han ido posicionando en el punto de mira de las autoridades sanitarias. Aunque la industria alimentaria lleva décadas poniendo otros señuelos e intentando despistarnos con ideas y mensajes confusos, cada vez hay un mayor convencimiento respecto a la responsabilidad de este tipo de alimentos en la epidemia de obesidad mundial. Como se concluyó en el estudio "*Ultra-processed products are becoming dominant in the global food system*" (2013), poco a poco han ido conquistando las despensas de nuestros hogares, hasta llegar a dominar la dieta de casi todos los países desarrollados.

Desde el punto de vista de su clasificación y caracterización, hay que reconocer que hay cierta confusión. Entre los expertos no siempre queda claro cuáles pueden considerarse como "procesados" ni que categorizaciones o agrupaciones pueden existir sobre el tema. Y, como se identificó en el estudio "*Consumers' conceptualization of ultra-processed foods*" (2016) entre los ciudadanos también se detectan lagunas.

Puestos a quedarnos con una definición, la propuesta más detallada y reconocida para clasificar los alimentos en función de su grado de procesamiento proviene de investigadores brasileños, un país en el que se está trabajando duro contra la obesidad mediante enfoques bastante innovadores. Sus autores principales han ido publicando diferentes versiones, hasta llegar a la que dieron a conocer en la revista *Current Obesity Reports* en el año 2014 mediante el trabajo *"Food Classification Systems Based on Food Processing: Significance and Implications for Policies and Actions: A Systematic Literature Review and Assessment"*, un estudio desarrollado basándose en los datos del consumo de productos alimenticios de varios países y decenas de miles de hogares. Esta clasificación ha sido bautizada como NOVA y está estructurada en tres grandes grupos, en función de los procesos de transformación utilizados.

Veamos detalladamente cada uno de ellos, para así conocer cómo podrían clasificarse los alimentos en función de su grado de procesamiento:

Grupo uno: Alimentos no procesados o mínimamente procesados.

Son alimentos que pueden haber sido modificados de manera que no se haya agregado ni introducido ninguna sustancia y pudiendo haber involucrado a diversas partes de un alimento, sin cambios significativos respecto su estado original. Pueden ser de origen vegetal (hojas, tallos, raíces, tubérculos, frutas, nueces, semillas) o de origen animal (carne, tejidos y órganos, huevos, leche) y de reciente cosecha, recolección o sacrificio. Los procesos de transformación incluidos en este grupo son los siguientes: limpiar, lavar, aventar, descascarillar, pelar, moler, rallar, exprimir, descamar, deshuesar, trinchar, cortar y filetear; secar, descremar y reducir grasa; pasteurizar y esterilizar; refrigerar y congelar; sellar, envasar y envasar al vacío o con gas; maltear añadiendo agua y fermentar añadiendo organismos vivos y sin generación de alcohol.

Estos serían los alimentos incluidos en este primer grupo:

- Vegetales y frutas frescos, refrigerados, congelados o envasados al vacío.

- Cereales en general, incluyendo arroz.

- Legumbres frescas, congeladas o secas, raíces y tubérculos.

- Hongos y setas.

- Fruta seca y zumos de fruta naturales (frescos o pasteurizados) sin componentes añadidos.

- Frutos secos y semillas sin sal ni tostar.

- Carne (roja y blanca), pescado y marisco fresco, seco, refrigerado o congelado.

- Leche fresca, pasteurizada o en polvo (entera o desnatada), lácteos fermentados como yogur natural.

- Huevos.

- Agua corriente, filtrada o embotellada, infusiones, té, café.

Grupo dos: Ingredientes culinarios procesados.

Son productos extraídos y purificados a partir de alimentos, normalmente por parte de la industria o bien obtenidos de la naturaleza (como la sal). La extracción se produciría sobre todo mediante los procesos de prensado, molienda y pulverización y también pueden utilizarse estabilizantes o agentes de purificación y otros aditivos.

Estos son los productos de este grupo:

- Aceites vegetales.

- Grasas animales.

- Azúcares y jarabes.

- Sal.

- Almidones y harinas, pastas y fideos crudos (a base de harina y agua).

Grupo tres, subgrupo uno: Alimentos procesados

El tercer grupo se divide en dos subgrupos. En el primero de ellos se incluyen los alimentos que se fabrican mediante la adición de sustancias a los alimentos, tales como aceite, azúcar o sal, con el objetivo de que sean duraderos y más apetecibles y atractivos. Son derivados directos de alimentos y reconocibles como versiones de los originales. Generalmente se consumen como parte de comidas o platos o pueden ser utilizados, junto con los productos ultra-procesados (ver más adelante), para sustituir platos y comidas preparadas con alimentos frescos. Los procesos de transformación de este grupo incluyen el enlatado y embotellado utilizando aceites, azúcares (o jarabes) o sal y métodos de conservación como el salado, el ahumado y el curado.

Estos serían los alimentos incluidos:

- Verduras y legumbres (legumbres) en lata o frasco conservados en salmuera.

- Frutas en almíbar.

- Pescado en conserva (trozos o entero) conservado en aceite.

- Frutos secos salados.

- Carne y pescado procesados, tales como jamón, tocino, pescado ahumado.

- Queso.

Grupo tres, subgrupo dos: Alimentos ultraprocesados

El segundo subgrupo del grupo tres incluye los denominados "alimentos ultraprocesados" y estaría formado por productos fabricados a partir de sustancias derivadas de los alimentos, es decir, del grupo dos (ingredientes culinarios procesados). Normalmente no contienen alimentos originales completos. Son duraderos, cómodos, accesibles, muy agradables al paladar y pueden crear cierta dependencia. Normalmente no son reconocibles de los alimentos originales, aunque pueden imitar su apariencia, forma y cualidades sensoriales. Muchos de sus ingredientes no están disponibles en tiendas. Algunos ingredientes son derivados directos de alimentos, tales como aceites, grasas, harinas, almidones y azúcar. Otros se obtienen por la transformación posterior de los constituyentes de los alimentos. La mayoría de sus ingredientes son conservantes; estabilizantes, emulsionantes, disolventes, aglutinantes e infladores; edulcorantes, potenciadores sensoriales, de color y sabor; aditivos para la fabricación y otros usos. La mayoría se diseñan para ser consumidos solos o combinados con otros, como aperitivos. Sustituyen platos y comidas basadas en alimentos frescos. Los procesos utilizados en la fabricación de este tipo de alimentos pueden ser hidrogenación e hidrólisis; extrusión y moldeo; fritura y horneado.

Y este sería el listado con los alimentos concretos:

- Patatas chips y otros tipos de aperitivos dulces, grasos o salados.

- Helado, chocolates, caramelos (confitería).

- Patatas fritas, hamburguesas y perritos calientes.

- Varitas o porciones preparadas de pollo, pavo, pescado, etc.

- Panes, bollos, galletas, cereales para el desayuno.

- Pasteles, tartas.

- Barritas energéticas.

- Mermeladas, margarinas.

- Postres preparados.

- Sopas enlatadas, embotelladas, deshidratadas, envasadas, fideos.

- Extractos de carne, levadura.

- Bebidas carbonatadas, de cola, energéticas.

- Lácteos bebibles azucarados, leche condensada, yogures de sabores,

- Bebidas de frutas.

- Café instantáneo, bebidas de cacao.

- Vino sin alcohol, cerveza.

- Platos preparados de carne, pescado, verdura, queso, pizza o pasta.

- Leche de fórmula o de continuación y otros productos para bebés.

- Productos de adelgazamiento que sustituyen a las comidas, como productos en polvo o fortificados.

Pues bien, ésta sería la clasificación más actual y completa con este enfoque en el momento de escribir estas líneas. Hay otras también interesantes, como la que publicó la FAO en 2015 en su propio documento, en el que además de la clasificacion NOVA se citaban otros métodos previos (como el de IARC), titulado "*Guidelines on the collection of information on food processing through food consumption surveys*" (2015).

Sobra decir que la recomendación general sería la de reducir al máximo los alimentos ultraprocesados y controlar algunos de los procesados. Aunque en este sentido, hay que reconocer que la evidencia epidemiológica y los datos objetivos para esta recomendación son todavía escasos. La razón principal es que los estudios epidemiológicos requieren de muchos años de trabajo pero las clasificaciones por grado de procesamiento son relativamente nuevas y se han utilizado en contadas ocasiones.

De cualquier forma, los indicios para atribuirles muchas responsabilidades son realmente importantes. Estas son las investigaciones específicas que he podido encontrar sobre el consumo de alimentos altamente procesados y su relación con la salud (hasta el momento, con resultados poco favorables):

- *Ultra-processed foods have the worst nutrient profile, yet they are the most available packaged products in a sample of New Zealand supermarkets (2016).*

- *The Food System. Ultra-processing: the big issue for nutrition, disease, health, well-being (2012).*

- *Ultraprocessed food consumption and risk of overweight and obesity: the University of Navarra Follow-Up (SUN) cohort study (2016).*

- *Global Changes in Food Supply and the Obesity Epidemic (2016).*

- *Is the degree of food processing and convenience linked with the nutritional quality of foods purchased by US households? (2015).*

- *Minimally processed foods are more satiating and less hyperglycemic than ultra-processed foods: a preliminary study with 98 ready-to-eat foods (2015).*

- *Consumption of ultra-processed food products and its effects on children's lipid profiles: a longitudinal study (2015).*

- *Ultra-processed food products and obesity in Brazilian households (2008-2009) (2014).*

- *Consumption of ultra-processed foods and likely impact on human health. Evidence from Canada (2013).*

- *Increasing consumption of ultra-processed foods and likely impact on human health: evidence from Brazil (2011).*

Respecto a su responsabilidad concreta en el sobrepeso, en la revista JAMA Pediatrics publicó en 2016 un artículo sobre el tema que puede ser bastante didáctico, firmado por el popular endocrinólogo Robert Lustig y titulado "*Processed food, an experiment that failed*". He extraído y traducido algunos fragmentos, que puede leer a continuación:

"Aquellos de nosotros que hacemos ciencia sabemos que 9 de cada 10 experimentos acaban en fracaso. Ahora imagine que los últimos 50 años ha habido un gran experimento de investigación clínica, con la población estadounidense como participante involuntaria, conducido por 10 investigadores principales: Coca-Cola, Pepsico, Kraft, Unilever, General Mills, Nestlé, Mars, Kellogg, Proctor & Gamble y Johnson & Johnson. En 1965, estas corporaciones plantearon la hipótesis de que los alimentos procesados son mejores que la comida real. Y que para determinar si ha sido un éxito o un fracaso, tenemos que examinar los resultados. En este caso, serían cuatro: el consumo de alimentos, la salud / enfermedad, el medio ambiente y el cash flow, en empresas, consumidores y sociedad.

La comida procesada (...) se distingue por once propiedades nutritivas:

1-Muy poca fibra. Cuando la fibra (soluble e insoluble) se consume mediante los alimentos, forma una barrera gelatinosa en la pared intestinal. Esto retrasa la capacidad del intestino para absorber los nutrientes, y sirve para alimentar el microbioma intestinal. La atenuación de la elevación de la glucosa supone una reducción de la insulina. La atenuación de la absorción de la fructosa reduce la acumulación de grasa en el hígado.

2 y 3- Una escasez de ácidos grasos Ω-3 y un exceso de ω-6. Los ácidos grasos Ω-3 son precursores de los ácidos docahexaenoico y eicosapentanoico (antiinflamatorio). Por el contrario, los ω-6 son precursores del ácido araquidónico (proinflamatorio). Nuestra relación de ω-6 a ω-3 debería ser aproximadamente 1: 1. Actualmente, nuestra proporción es de aproximadamente 25: 1, favoreciendo el estado proinflamatorio, que puede conducir al estrés oxidativo y el daño celular.

4- Muy pocos micronutrientes. Los antioxidantes, como las vitaminas C y E, desactivan los radicales de oxígeno en los peroxisomas para prevenir el daño celular, mientras que otros, tales como los carotenoides y el ácido α-lipoico, previenen la peroxidación de lípidos.

5- Demasiadas grasas trans. Estas grasas no pueden ser oxidadas por las mitocondrias debido al enlace trans-doble, por lo que cubren las arterias y el hígado y generan radicales de oxígeno. Cabe destacar que la Food and Drug Administration declaró en 2013 que las grasas trans "no son generalmente seguras" (3) por lo que pronto desaparecerán del suministro de alimentos.

6- Demasiados aminoácidos de cadena ramificada. La valina, leucina e isoleucina son aminoácidos esenciales requeridos para la biosíntesis muscular. Pero cuando se consumen en exceso, se desaminan en el hígado y se utilizan para la lipogénesis de novo, que aumenta la grasa del hígado.

7- Demasiados emulsionantes. Los emulsionantes evitan que la grasa y el agua (por ejemplo, en el helado o la lasaña) se separen. Sin embargo, los emulsionantes son detergentes y pueden quitar la capa de mucina que protege las células epiteliales intestinales, predisponiendo a enfermedades intestinales o alergias alimentarias.

8- *Demasiados nitratos. Los nitratos (carne curada) pueden ser nitrosureas, que pueden predisponer a cáncer de colon.*

9- *Demasiada sal. Aproximadamente el 15% de la población es sensible a la sal y puede desarrollar hipertensión y enfermedad cardiaca.*

10- *Demasiado etanol. El etanol se convierte en grasa hepática y provoca estrés oxidativo. Aunque es claramente un problema en los adultos, es menos probable que sea causa de riesgo metabólico en la mayoría de los niños, ya que su acceso está limitado.*

11- *Demasiada fructosa. Los niños consumen fructosa en lugar de alcohol. De hecho, la fructosa se metaboliza por lipogénesis de novo en el hígado, igual que el etanol. De hecho, el azúcar (es decir, sacarosa y jarabe de maíz alto en fructosa) es el "alcohol del niño"(4), la razón por la que los niños ahora sufren enfermedades asociadas al consumo de alcohol (por ejemplo, diabetes tipo 2, dislipidemia e hígado graso no alcohólico) sin consumir alcohol. Además, el 74% de los los productos en el supermercado contienen azúcar añadido (5), esto hace que el azúcar sea un marcador de los alimentos procesados.*

Evalúemos ahora los resultados de cada una de las cuatro variables, una a una.

La primera es el consumo de alimentos. En EEUU solo el 7% del producto interior bruto se gasta en alimentos, lo cual permite a la nación más obesa del mundo comprar más. No hay duda de que el consumo de alimentos está subiendo desde 1995: un aumento de 187 kcal / día en los hombres, 335 kcal / d en mujeres, y 275 kcal / d en adolescentes. Pero, ¿qué son estas calorías? No es grasa, su cantidad se ha mantenido estable. El aumento es de carbohidratos refinados, la mitad de los cuales son azúcar. En los últimos 30 años, mientras que el consumo de carne ha disminuido del 31% al 21%, el de alimentos procesados y dulces han aumentado del 11,6% al 22,9%.

La siguiente variable es la salud / enfermedad. No hay duda de que tanto la obesidad como la diabetes tipo 2 han aumentado astronómicamente. El consumo de azúcar predice el síndrome metabólico en adolescentes, independientemente de las calorías o el índice de masa corporal. Cuando sustituimos el azúcar por almidón en los niños, su síndrome metabólico mejora. De hecho, las investigaciones muestran que el azúcar es una causa inmediata de diabetes tipo 2, dislipidemia e hígado graso no alcohólico.

La tercera es el medio ambiente. La World Wildlife Federation sostiene que la producción de cultivos relacionados con el azúcar da lugar a una erosión del suelo y una pérdida anual de 6 millones de hectáreas de tierra cultivable. Lo vemos con claridad en los Everglades y el Amazonas. Además, el monocultivo (es decir, maíz y soja) para producir alimentos procesados ha llevado a un aumento del uso de atrazina, a un aumento de la contaminación por nitrato, desarrollo de la resistencia a los herbicidas, y la aparición de "superhierbas".

Y por último, el cash-flow o flujo de caja. Hasta 2012, los empresas que fabrican alimentos procesados, azúcar y bebidas lograron mejores resultados que el resto en el índice Standar and Poor 500. Sin embargo, desde 2013, su rendimiento ha empeorado, destacando el despido de 1800 empleados de Coca-Cola en 2014 para ahorrar 3 mil millones de dólares y el despido del CEO de McDonald, Don Thompson. Para los consumidores, los alimentos procesados cuestan la mitad que los alimentos reales (por caloría) y su trayectoria de aumento es menor; esto podría sugerir que los alimentos procesados sean más baratos a corto plazo Sin embargo, el dinero gastado en primas de seguros, la reducción en los años de trabajo debido a la discapacidad, y los años de vida perdidos debido a enfermedades crónicas a largo plazo eclipsa el ahorro para los consumidores. El gasto sanitario ha crecido del 2% del producto interno bruto en 1965 al 17,9% en 2014 y se estima que alcanzará el 21% en 2020. En la actualidad, la industria genera 1.46 billones anuales, de los cuales el 45%, o 657 mil millones, es la ganancia bruta. Sin embargo, la atención médica cuesta 3,2 billones anuales, de los cuales el 75% se gastan en enfermedades relacionadas con el síndrome metabólico; el 75% de los casos de síndrome metabólico podrían prevenirse, lo cual supone 1.8 trillones de dólares desperdiciados; Perdemos el triple de lo que genera la industria alimentaria. Esto es insostenible. El Obamacare no puede soportar esta marea porque no hay prevención a largo plazo, más allá de pedir el cambio de la dieta. Es por esto que Morgan Stanley predijo un crecimiento económico del 0% para 2035 basado en nuestro actual modelo de alto contenido de azúcar (9) y por lo que también Credit Suisse pidió impuestos para el azúcar dirigidos a controlar la crisis de obesidad y diabetes (10) (Hasta ahora, los referendos públicos lo han aprobado en Berkeley, San Francisco, Oakland y Albany, California; Boulder, Colorado; Cook County, Illinois; y Filadelfia, Pennsylvania).

Teniendo en cuenta estos resultados, la conclusión es clara: los alimentos procesados han sido un experimento que ha fracasado. Son ricos en azúcar y bajos en fibra. Sólo hay una salida, que es baja en azúcar y alta en fibra, la comida real. Es lo que el mundo ha comido durante milenios sin riesgo de enfermedades a largo plazo. Pero eso no es lo que venden los 10 mayores productores de alimentos. Una tercera parte de las madres estadounidenses hoy en día incluso no saben lo que es la comida real o cómo cocinar; ellas y sus hijos están destinados a permanecer como rehenes de la industria alimentaria procesada. Los pediatras proporcionan orientación y desmontar el mito de los alimentos procesados debe ser la prioridad número uno".

Debo puntualizar que aunque por un lado comparto algunas de las ideas que expone Lustig, por otro creo que hay datos y argumentos que son discutibles y matizables. Pero, desde una perspectiva general, no creo que ande muy desencaminado. Esto no significa que, necesariamente, los alimentos ultraprocesados tengan que ser insanos por definición. Sin embargo, lamentablemente, todos los indicios nos empujan a pensar que en la actualidad la gran mayoría de ellos son totalmente prescindibles y, con mucha probabilidad, muy responsables de la epidemia de sobrepeso mundial.

Pero esa es otra historia, muy larga de contar, que excede a los objetivos de este libro y que pueden conocer mejor en "**La Guerra Contra el Sobrepeso**".

Con toda esta información, ¿se animaría a calcular qué porcentaje de su dieta actual se basa en alimentos procesados y ultraprocesados? ¡Quizás se sorprenda del resultado!

¿Qué dice la OMS sobre la carne y el cáncer?

Tras la revisión de la evidencia existente en aquel momento, en el volumen anterior concluí que la relación entre el consumo de carne, sobre todo procesada pero también roja (de mamífero), y el riesgo de cáncer colorrectal era bastante clara. A más carne, más cáncer. Pero también que dicho riesgo era de pequeña magnitud, bastante inferior a otros factores. No fue algo nada novedoso, muchos expertos habían llegado también al mismo punto.

Pues bien, en 2016 la agencia especializada en cáncer de la Organización Mundial de la Salud (OMS), denominada IARC, llegó a similares conclusiones. Y como la OMS es mucha OMS, todos los informativos y diarios dieron la noticia en prime–time, ante el estupor (y presumiblemente tristeza) de millones de lectores y televidentes.

La IARC, en concreto, publicó un adelanto de su informe oficial, informando de que el nivel de evidencia de la relación entre el riesgo de cáncer y el consumo de carne procesada había sido considerado por los expertos como de grado 1 (*"hay suficiente evidencia"*) y el consumo de carne roja de grado 2A (*"hay evidencia limitada"*). Esta clasificación del IARC no evalúa si el riesgo es grande o pequeño, sino la solidez de su evidencia. Puede haber un riesgo pequeño (como es el caso y como se puntualiza en la propia nota de prensa) pero sólidamente comprobado porque se han hecho muchos estudios sobre el tema.

Hagamos primero unas aclaraciones respecto al tipo de carne del que se habla en todo este pequeño revuelo. En los estudios se suele considerar carne roja toda la carne de mamífero (cerdo, cordero, vacuno, caza...), excepto la de conejo, normalmente no distinguen entre la carne de un animal o de otro. Respecto a la carne procesada, la OMS dice lo siguiente: "*se refiere a la carne que ha sido transformada a través de la salazón, el curado, la fermentación, el ahumado, u otros procesos para mejorar su sabor o su conservación. La mayoría de las carnes procesadas contienen carne de cerdo o carne de vacuno, pero también pueden contener otras carnes rojas, aves, menudencias o subproductos cárnicos tales como la sangre. Ejemplos de carnes procesadas incluyen jamón, salchichas, carne en conserva, y cecina o carne seca, así como carne en lata, y las preparaciones y salsas a base de carne.*"

Si miramos los estudios originales, podemos hacernos una idea de cómo se identifican al recoger los datos; por ejemplo, en el estudio *"Differences in survival associated with processed and with non processed red meat consumption"* (2014), se describe así: "*Processed red meat included sausages, hot dogs, salami, ham, processed meat cuts, liver paté, and blood sausage*" (*salchichas, perritos calientes, salami, jamón, embutido, paté y morcilla*).

En definitiva, dado que al recoger los datos se mete todo en el mismo saco, en el grupo de carne procesada, además de los ya citados, también entrarían el chorizo, salchichón, choped y fuet, es decir, todo tipo de embutidos y fiambres, incuso los que son bajos en grasas.

Tras el comunicado de la IARC, bastantes medios subrayaron que en lo que respecta al riesgo no podía considerarse igual una carne procesada de baja calidad (como la mortadela) con otra de alta (como el jamón de jabugo). Para quien conoce las diferencias entre los procesos de fabricación y los ingredientes de un fiambre barato comparados con los de un embutido caro quizás esta hipótesis suene razonable, pero lo cierto es que hoy en día, en base a los estudios epidemiológicos, no podemos hacer esa afirmación. Hay algunos pocos estudios, tanto observacionales como de intervención, que han analizado el efecto de la ingesta del jamón de jabugo sobre diversos indicadores cardiometabólicos, y lo cierto es que la mayoría no encuentran efectos negativos, incluso más bien al contrario:

- *Iberian cured-ham consumption improves endothelial function in healthy subjects (2016)*

- *Cured ham and incidence of cardiovascular events, arterial hypertension or weight gain (2009)*

- *Effect of ham protein substitution on oxidative stress in older adults (2003)*

- *Effects of consumption of meat product rich in monounsaturated fatty acids (the ham from the Iberian pig) on plasma lipids (1998)*

Aunque también hay alguno que ha hallado alguna asociación poco recomendable (empeoramiento del asma) a su consumo:

- *Cured meat intake is associated with worsening asthma symptoms (2016)*

Pero lo cierto es que son pocos y no demasiado significativos. Y además en ninguno de ellos se analizó su posible influencia a largo plazo en el cáncer o la mortalidad global, que es precisamente el tema de controversia.

Analicemos ahora la magnitud del riesgo del que estamos hablando. La IARC concluyó que por cada 50 gramos diarios de carne procesada, el riesgo relativo de incidencia de cáncer colorrectal aumenta un 18%. Considerando que en España la prevalencia de este tipo de cáncer es de cerca del 7%, 50 gramos diarios de carne procesada modificarían el riesgo absoluto de este tipo de cáncer aproximadamente en un 1,5 %. Analizando las estadísticas sobre el cáncer en España, sabemos que se producen cerca de 15.000 muertes al año por este tipo de cáncer y según el Ministerio de Agricultura en España consumimos cerca de 12 kilos de carne procesada por persona al año (que suponen algo más de 30 gramos de carne procesada diarios). Por lo tanto, en números redondos, podríamos decir que si se eliminara totalmente de nuestra dieta la carne procesada (fiambres, embutidos, preparados, etc.), el riesgo absoluto de prevalencia de cáncer colorrectal descendería del 7% al 6%. Sí, tan solo un 1%, y el número de muertes que podrían evitarse anualmente serían unas 150.

Para ponerlo en perspectiva, eliminando totalmente el tabaco se evitarían unas 20.000 muertes al año por cáncer de pulmón. Y si consiguiéramos evitar todas las muertes por accidentes de tráfico, salvaríamos a unas 2000 personas anualmente.

También conviene señalar que los estudios no han encontrado un valor de consumo mínimo de carne procesada en el que no haya riesgo. 30 gramos diarios se asocian a más riesgo que 20 gramos diarios y a menos que 40. Vamos, que cuanto menos se coma, menor riesgo

En resumen y como ya he adelantado al principio, a pesar de la repercusión que tuvieron los titulares, no hay novedades significativas en la noticia. Desde hace años la evidencia está bastante confirmada, sobre todo para el caso de la procesada, pero insistiendo que el riesgo es pequeño y que depende de las cantidades que se consuman.

¿Qué desconocemos sobre los aceites vegetales y la salud?

Llevamos décadas escuchando que la versión saludable de las grasas dietéticas son los aceites vegetales. Los argumentos principales siempre han girado en torno a los supuestos beneficios de la sustitución de los alimentos ricos en grasas saturadas (a menudo de origen animal) por los ricos en grasas insaturadas (frecuentemente de origen vegetal). Un mensaje que ha calado profundamente en la cultura dietética de nuestra generación.

El resultado de esta larga campaña ha sido más producción y más consumo de los aceites vegetales. Su consumo se ha triplicado y cuadruplicado en algunos países. Sin embargo, aunque los aceites vegetales ya aportan un porcentaje muy importante de las calorías a los habitantes de muchas naciones, la ciencia que justifique su consumo no es todo lo sólida que debería.

Para empezar, el planteamiento inicial - la importancia de reducir el consumo de grasas saturadas para mejorar la salud - cada día presenta más dudas, como ya conté en el volumen anterior y como también recordaron representantes de los dietistas norteamericanos en su artículo *"Academy Comments re The DGAC Scientific Report"* (2015). Y por otro lado hemos ido conociendo los resultados de ciertos estudios sobre algunas grasas vegetales que no parecen respaldar totalmente sus ventajas respecto a las grasas saturadas.

Mientras los expertos publican y debaten, su consumo no para de crecer, así que es urgente y necesario aclarar su relación con la salud. Hace falta investigación de calidad e información fiable y rigurosa que ayude al consumidor (y a los profesionales sanitarios) a hacer la elección más adecuada desde la perspectiva de la salud.

En concreto, estas son las cuestiones que considero especialmente importante aclarar y comunicar cuanto antes:

1. Existen diferentes tipos de aceites vegetales, con composición y propiedades diferentes

En función de la materia prima utilizada y de los procesos de fabricación, los aceites vegetales presentan composiciones diversas y bastante diferenciadas. Todos ellos están formados principalmente por una mezcla de diferentes ácidos grasos, cuyas proporciones pueden variar notablemente.

Los ácidos grasos se suelen clasificar como insaturados (tienen enlaces dobles y átomos de carbono "sin saturar" de hidrógeno) o saturados (no tienen enlaces dobles y con todos los átomos de carbono "saturados" de hidrógeno).

Dentro del grupo de insaturados se consideran poliinsaturados los que tienen varios enlaces dobles y varios átomos de carbono "sin saturar" de hidrógeno (los poliinsaturados más conocidos son los omega-6 y los omega-3) y monoinsaturados si solo tienen un enlace doble y un par un átomos de carbono sin "saturar" de hidrógeno.

ÁCIDO GRASO SATURADO

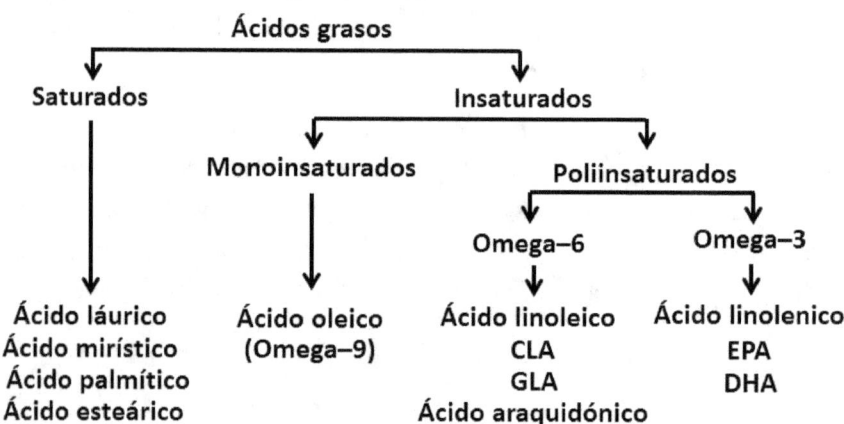

ÁCIDO GRASO INSATURADO

Enlace doble

En base a estos principios relacionados con su composición y estructura química, a continuación puede ver los diferentes tipos de ácidos grasos:

Ácidos grasos

Saturados

Insaturados

Monoinsaturados

Poliinsaturados

Omega–6

Omega–3

Ácido láurico
Ácido mirístico
Ácido palmítico
Ácido esteárico

Ácido oleico
(Omega–9)

Ácido linoleico
CLA
GLA
Ácido araquidónico

Ácido linolenico
EPA
DHA

Aunque a veces pensamos que los aceites vegetales más conocidos y utilizados son todos similares, sus diferencias pueden ser grandes.

En la siguiente tabla podemos ver una relación de los más comunes, así como su composición aproximada, en forma de porcentaje de sus principales tipos de ácidos grasos:

	Sat	Mono	Poli	O-3	O-6
Lino	9	22	66	53	13
Girasol	10	45	40	-	40
Soja	17	23	58	7	50
Maíz	13	28	55	-	55
Cártamo (lin)	6	14	75	-	75
Cártamo (ole)	6	75	14	-	14
Oliva	14	73	10	1	9
Colza	7	63	28	9	18
Cacahuete	17	46	32	-	32
Palma	50	37	9	-	9
Coco	86	6	2	-	2

Por lo tanto, aunque normalmente se habla de aceites vegetales en general, parece bastante evidente que convendría especificar con más frecuencia su tipología.

Una forma interesante de agruparlos podría ser en función del ácido graso mayoritario, ya que es un factor especialmente importante para conocer y predecir sus propiedades. De acuerdo a ese criterio, podríamos clasificar los aceites vegetales en los siguientes grupos:

- Ricos en ácidos grasos poliinsaturados omega-6 (soja, maíz, cártamo linoleico, girasol)

- Ricos en ácidos grasos poliinsaturados omega-3 (lino o linaza)

- Ricos en ácidos grasos monoinsaturados (oliva, colza o canola, cártamo oleico, cacahuete)

- Ricos en ácidos grasos saturados (coco, palma)

Este es una clasificación basada sobre todo en la química de sus ácidos grasos principales, pero también podrían proponerse otras clasificaciones, ya que realmente no hay un consenso global sobre cuál es la forma más práctica y útil de clasificarlos desde una perspectiva dietética y relacionada con la salud.

2. El proceso de refinado de los aceites tiene ventajas e inconvenientes

Hoy en día la mayor parte de los aceites vegetales se venden refinados, es decir, han sido sometidos a diversos procesos (mecánicos y químicos) en los que se han eliminado ciertos componentes. Como se explica en "*Volatile components of several virgin and refined oils differing in their botanical origin*" (2011), estos procesos aportan ventajas, ya que permiten homogeneizar el producto y sus propiedades, eliminar "impurezas" y elevar considerablemente el "punto de humeo" (la temperatura a la que el aceite se quema y genera compuestos tóxicos).

Sin embargo, el refinado también presenta desventajas, ya que reduce la presencia de algunos nutrientes interesantes, como por ejemplo ciertos polifenoles. Que además de tener cualidades nutritivas, pueden ayudar a evitar la generación de compuestos indeseables como las aminas heterocíclicas, ya que inhiben la oxidación, tal y como se comprobó en el estudio "*Influence of antioxidants in virgin olive oil on the formation of heterocyclic amines in fried beefburgers*" (2003).

Pero éstos son estudios puntuales, la información y la investigación sobre el refinado respecto a la salud es escasa, tanto para el usuario como para el profesional sanitario. ¿Cuáles son las ventajas y desventajas concretas del refinado para cada tipo de aceite? ¿Cómo afecta exactamente a su perfil nutricional, a sus propiedades culinarias, a posibles efectos concretos sobre la salud...?

No lo sabemos con seguridad.

3. El comportamiento a alta temperatura un factor del que se habla poco, a pesar de ser fundamental

Gran parte del uso del aceite vegetal ocurre a elevada temperatura, al cocinar o freír alimentos. Y resulta que los diferentes tipos de aceites, sobre todo en función del tipo del ácido graso mayoritario, se comportan de forma diferente en estas condiciones.

Como se explica en "*Chemistry of deep-fat frying oils*" (2007) y en "*Heated vegetable oils and cardiovascular disease risk factors*" (2014) los efectos principales de la alta temperatura son la pérdida de nutrientes y antioxidantes (como los compuestos fenólicos) y la generación de componentes tóxicos, que pueden asociarse a enfermedades como el cáncer. Este proceso de degradación es creciente sobre todo en función del número de frituras y del contenido de ácidos grasos insaturados. Más insaturados, más inestable; más saturados, más estable,

Por ejemplo, en el estudio "*Changes in phenolic composition and antioxidant activity of virgin olive oil during frying*" (2003) se observó que tras 10 minutos friendo en aceite de oliva virgen, los compuestos fenólicos se habían reducido a la mitad. Y tras seis frituras, sólo quedaba el 10% de su cantidad inicial. La falta de estos antioxidantes provocó que se multiplicaran los procesos de oxidación y la generación de compuestos tóxicos.

Los estudios indican que los aceites refinados soportan más tiempo a mayor temperatura sin degradarse. Y también que los aceites ricos en ácidos grasos poliinsaturados son menos estables y generan más compuestos tóxicos que los saturados o los monoinsaturados, ya que al tener varios enlaces dobles sin saturar, son más susceptibles de reaccionar con otros compuestos y oxidarse.

Hay otro fenómeno especialmente importante que también hay que tener en cuenta. Al freír y calentar de forma larga y sucesiva los aceites vegetales se producen importantes cambios en la composición de sus ácidos grasos, incluyendo la generación de ácidos grasos trans (también llamadas "grasas trans"), cuya presencia en la dieta se asocia a efectos negativos para la salud. Por ejemplo, el trabajo "*Effect of heating/reheating of fats/oils, as used by Asian Indians, on trans fatty acid formation*" (2016) hizo un análisis del comportamiento de seis tipos de grasas utilizadas para cocinar habitualmente en la India, los aceites refinados de soja, cacahuete, oliva y colza, el aceite de vanaspati (un tipo de aceite parcialmente hidrogenado), así como la mantequilla. En sus experimentos siguieron varias secuencias de calentamientos y recalentamientos y los usaron para freír, mientras iban tomando muestras y analizando la composición de ácidos grasos saturados, ácidos grasos insaturados y ácidos grasos trans.

Para el caso del uso en frituras, la secuencia que siguieron fue la siguiente, formada por 5 pasos y cuatro momentos de fritura:

1. Calentar a 180ºC y mantenerlo durante media hora y freír.

2. Recalentarlo a 220ºC, mantenerlo media hora y freír.

3. Dejar enfriar una hora.

4. Recalentar a 180ºC y mantenerlo durante media hora y freír.

5. Recalentarlo a 220ºC, mantenerlo media hora y freír.

El recalentamiento provocó una reducción de las grasas insaturadas y un aumento de las grasas saturadas y de las grasas trans en todos los casos. Y respecto a las trans, que son las menos recomendables, se podían destacar varias cosas:

- El calentamiento de las grasas vegetales y mantequilla durante periodos largos aumentó su concentración, incluso en aquellas que no la contenían en frío.

- La presencia de grasas trans era especialmente significativa en todos los casos a partir del tercer y cuarto recalentamiento.

- El aceite de oliva fue el que mejor aguantó sin generar grasas trans hasta el segundo recalentamiento.

- Tras el enfriado y a partir del cuarto recalentamiento, la cantidad de grasas trans era bastante elevada y parecida en casi todos los casos.

- Los aceites parcialmente hidrogenados que ya tienen grasas trans de origen (en este caso, el de vanaspati), muestran un importante aumento de su cantidad con la temperatura.

En definitiva, los efectos de la alta temperatura sobre los aceites vegetales son diversos pero siempre negativos desde el punto de vista de la salud. Desafortunadamente, no hay demasiados estudios epidemiológicos comparativos sobre las consecuencias reales que tendría todo esto en las personas que los consuman en gran cantidad y a largo plazo, analizando claramente y de forma detallada los resultados con diferentes tipos de aceites. En algunos de ellos el aceite de oliva (predominantemente formado por ácidos grasos monoinsaturados), tanto virgen como refinado, parece conseguir mejores resultados que otros aceites ricos en grasas poliinsaturadas. Es decir, tiene más antioxidantes y/o genera menos tóxicos y grasas trans. Estos son algunos:

- *Monitoring of Quality and Stability Characteristics and Fatty Acid Compositions of Refined Olive and Seed Oils during Repeated Pan- and Deep-Frying Using GC, FT-NIRS, and Chemometrics (2014)*

- *Relationship between virgin olive oil phenolic compounds and acrylamide formation in fried crisps (2008)*

- *Olive oil stability under deep-frying conditions (2010)*

- *Comparison of volatile aldehydes present in the cooking fumes of extra virgin olive, olive, and canola oils (2004)*

- *Influence of antioxidants in virgin olive oil on the formation of heterocyclic amines in fried beefburgers (2003)*

- *Thermal Oxidation of Olive Oil, Sunflower Oil and a Mix of Both Oils during Forty Discontinuous Domestic Fryings of Different Foods (2001)*

4. Los estudios que recomiendan sustituir ácidos grasos saturados por poliinsaturados consiguen resultados modestos e incluyen cambios dietéticos adicionales

Según la mayoría de las directrices dietéticas, la instrucción general de reducir las grasas saturadas se ha ido concretando en sustituir las grasas saturadas por grasas poliinsaturadas. Tal y como expliqué pormenorizadamente en el volumen anterior, se llega a estas conclusiones en base a ensayos y metaanálisis de ensayos de intervención, entre los que podrían destacarse los siguientes:

- *Reduction in saturated fat intake for cardiovascular disease (2015)*

- *Effects on coronary heart disease of increasing polyunsaturated fat in place of saturated fat: a systematic review and meta-analysis of randomized controlled trials (2010)*

Conviene puntualizar que las ventajas de la sustitución de las grasas saturadas por poliinsaturadas son más bien modestas. Y además, se suele hablar de ácidos grasos poliinsaturados de forma bastante general, sin diferenciar claramente los posibles efectos de los diversos tipos, como los omega-6 u omega-3. Además, siempre existe la posibilidad de interferencia de otros factores, ya que los ensayos suelen incluir intervenciones con cambios dietéticos que van más allá de la sustitución de los ácidos grasos saturados por poliinsaturados. Por ejemplo, incorporando más vegetales, pescado, aves, etc. y reduciendo alimentos altamente procesados y con componentes poco deseables.

5. Los recientes estudios centrados en aceites ricos en ácidos grasos omega-6 no encuentran beneficios claros a su consumo

Según los últimos estudios, los aceites vegetales más consumidos son los ricos en ácidos grasos omega-6. Como consecuencia, cada vez tenemos más concentración de ácido linoleico (un tipo de ácido graso omega-6) en la grasa de nuestro cuerpo, como se confirmó en el estudio *"Increase in adipose tissue linoleic acid of US adults in the last half century"* (2015)

Aunque algún metaanálisis de estudios observacionales encontró beneficios a la sustitución de grasas saturadas por grasas omega-6 (por ejemplo *"Dietary linoleic acid and risk of coronary heart disease: a systematic review and meta-analysis of prospective cohort studies"*, 2014), los metaanálisis más recientes sobre ensayos de intervención en los que se ha analizado de forma concreta y específica el efecto de los aceites ricos en ácidos grasos omega-6 no encuentran evidencias de beneficios para la salud al aumentar su consumo:

- *The effect of replacing saturated fat with mostly n-6 polyunsaturated fat on coronary heart disease: a meta-analysis of randomised controlled trials (2017)*

- *Re-evaluation of the traditional diet-heart hypothesis: analysis of recovered data from Minnesota Coronary Experiment (1968-73) (2016)*

- *Omega 6 fatty acids for the primary prevention of cardiovascular disease (2015)*

Algunos expertos sugieren que un aspecto clave puede ser la proporción entre ácidos grasos omega-3 y omega-6 (O-3/O-6 ratio). Según sus hipótesis, dado que ambos ácidos grasos podrían competir en algunos procesos bioquímicos, se trataría de reducir la habitualmente superior proporción de los omega-6. Sin embargo, las investigaciones sobre el tema llegan a resultados diversos y heterogéneos. Por ejemplo, las siguientes revisiones llegan a resultados coherentes con ese planteamiento:

- *Health implications of high dietary omega-6 polyunsaturated Fatty acids (2012).*

- *A high ratio of dietary n-6/n-3 polyunsaturated fatty acids is associated with increased risk of prostate cancer (2011),*

Pero estas otras, no:

- *Effect of dietary linoleic acid on markers of inflammation in healthy persons: a systematic review of randomized controlled trials (2012).*

- *Relationship of dietary intake of omega-3 and omega-6 Fatty acids with risk of prostate cancer development: a meta-analysis of prospective studies and review of literature (2012).*

Algunos piensan que esta relación no es tan importante y que solo el exceso de omega-6 podría ser un problema. Y otros creen que la clave está en la escasa ingesta de omega-3.

De cualquier forma, esta diversidad de resultados impide conocer con seguridad el efecto para la salud de los aceites ricos en ácidos grasos omega-6.

6. Los estudios sobre los aceites vegetales ricos en grasas saturadas son poco concluyentes

Los aceites vegetales obtenidos a partir del coco o del fruto de la palma son excepcionalmente ricos en grasas saturadas. El de coco es el que más cantidad de este tipo de grasas aporta, sobre el 85% de su composición, mientras que el de palma se queda aproximadamente en la mitad, el 50%. Tienen diferente perfil, ya que el de coco sobre todo aporta ácido láurico y el de palma es predominantemente ácido palmítico; ambos son ácidos grasos saturados, pero con estructura y composición química diferente (12 vs 16 átomos de carbono).

Pues bien, aunque se suele recomendar limitar el consumo de estos dos aceites debido a su elevada cantidad de grasa saturada, las revisiones sistemáticas y ensayos realizados sobre su ingesta se basan en indicadores intermedios (como el colesterol), en lugar de en indicadores finales, como enfermedades concretas o la mortalidad. Y además obtienen resultados diversos y no demasiado concluyentes.

Por ejemplo, la única revisión sistemática sobre el aceite de coco y la salud es *"Coconut oil consumption and cardiovascular risk factors in humans"* (2016), en concreto analizando su efecto en el perfil lipídico (colesterol, triglicéridos, etc) y estas fueron sus conclusiones:

(…) *la evidencia de una asociación entre el consumo de coco y los factores de riesgo de enfermedad cardiaca es mayormente de pobre calidad y sugiere que el aceite de coco, comparado con aceites vegetales insaturados, eleva el colesterol total, HDL-C y LDL-C , aunque no tanto como la mantequilla. El impacto del consumo de aceite de coco en el índice colesterol total /HDL-C no se suele aportar . No hay evidencia convincente de que el consumo de aceite de coco, en contraposición al consumo de aceites insaturados, mejore los perfiles lipídicos mejorados y reduzcan la enfermedad cardiovascular. En general, la evidencia hasta la fecha sugiere que la sustitución del aceite de coco por grasas insaturadas reduciría el riesgo cardiovascular. (...) No hay evidencia de que el aceite de coco actúe de forma diferente de otras grasas saturadas en términos de efectos sobre los lípidos y lipoproteínas de la sangre. Dado el número limitado de estudios de intervención en esta área, junto con los defectos metodológicos evidentes en los estudios existentes, son necesarios ensayos aleatorios bien diseñados..."*

Respecto al aceite de palma, hay algunas más; las he referenciado a continuación, seguidas por el resumen de las conclusiones de sus autores:

– Palm oil and palmitic acid: a review on cardiovascular effects and carcinogenicity (2013): "(...) esta revisión no proporciona evidencia clara de un papel negativo del ácido palmítico para la salud y mucho menos del aceite de palma nativo, en el que el ácido palmítico es sólo uno de sus componentes.".

– Palm oil and blood lipid–related markers of cardiovascular disease: a systematic review and meta-analysis of dietary intervention trials (2014): "(...) el aceite de palma puede producir tanto cambios favorables como desfavorables en comparación con otras grasas (saturadas, monoinsaturadas y poliinsaturadas) y casi no se observaron cambios en las proporciones Colesterol total / HDL y LDL / HDL "

– Biological and Nutritional Properties of Palm Oil and Palmitic Acid: Effects on Health (2015): "hasta ahora no hay evidencia clara

que demuestre inequívocamente la asociación entre el consumo de aceite de palma y el aumento de riesgo cardiovascular, particularmente en sujetos normo-colesterolémicos que cumplen la ingesta recomendada de ácidos grasos poliinsaturados (...) También la asociación con el cáncer da lugar a resultados controvertidos."

– Palm Oil Consumption Increases LDL Cholesterol Compared with Vegetable Oils Low in Saturated Fat in a Meta-Analysis of Clinical Trials (2015) : "El consumo de aceite de palma da lugar a un aumento del colesterol LDL comparado con los aceites vegetales bajos en grasas saturadas y un aumento del colesterol HDL comparado con los aceites que contienen grasas trans. Los efectos del aceite de palma en los lípidos de la sangre son como se esperaba en base a su alto contenido de grasas saturadas, lo cual apoya la reducción de su uso y reemplazo por aceites vegetales bajos en grasas saturadas y trans."

– Palm oil and the heart: A review (2015): " la grasa saturada afecta negativamente al perfil lipídico y el aumento del colesterol total y del LDL está asociado con riesgo cardiovascular. Sin embargo, no todas las grasas saturadas tienen este efecto adverso. El ácido palmítico de la grasa saturada del aceite de palma tiene un efecto similar en el perfil lipídico al del ácido graso monoinsaturado. Además, el aceite de palma también contiene ácidos oleico y linoleico, y tocotrienoles de vitamina E, potentes antioxidantes que inhiben la síntesis de colesterol. (...) el aceite de palma consumido como parte de una dieta equilibrada y sana no tiene un riesgo incremental de enfermedad cardiovascular. Se obtendrá poco o ningún beneficio adicional reemplazándolo con otros aceites ricos en ácidos grasos mono o poliinsaturados. (...).

– Coconut oil and palm oil's role in nutrition, health and national development: A review (2016) - (...) muchos todavía piensan del aceite de coco y de palma como poco grasas saturadas poco saludables y negativas para las arterias debido a las campañas

negativas anti-grasas saturadas que han prevalecido durante décadas. No obstante, el aceite de coco y palma están evolucionando gradualmente en todo el mundo como aceites únicos, adecuados tanto para usos comestibles como no comestibles. (...) la industria de coco y aceite de palma no solo proveen alimentos, ingresos y materias primas, sino que también proveen empleo para el desarrollo de la nación".

Conviene puntualizar que no todas estas revisiones destacan por su rigurosidad y que incluso en alguna puede detectarse cierto riesgo de sesgo, ya sea por financiación de la industria o por algún posible interés económico, pero, de cualquier forma, los datos y resultados a día de hoy creo que no permiten sacar conclusiones claras.

7. El aceite vegetal con más estudios específicos sobre su relación a largo plazo con la salud es el de oliva

El aceite de oliva es probablemente el que ha dado lugar a más publicaciones en relación con su efecto sobre la salud. Cabe destacar que una parte importante de la misma es de origen español, dada la relevancia de su presencia en nuestra cocina y nuestra economía.

Estos son los metaanálisis más recientes en los que se ha analizado el efecto de su consumo en diversos indicadores de salud:

- *Olive oil in the prevention and management of type 2 diabetes mellitus: a systematic review and meta-analysis of cohort studies and intervention trials (2017)*

- *Monounsaturated Fatty Acid Intake and Stroke Risk: A Meta-analysis of Prospective Cohort Studies (2016)*

- *Effects of Olive Oil on Markers of Inflammation and Endothelial Function—A Systematic Review and Meta-Analysis (2015)*

- *The role of olive oil in disease prevention: a focus on the recent epidemiological evidence from cohort studies and dietary intervention trials. (2015)*

- *Olive oil consumption and risk of CHD and/or stroke: a meta-analysis of case-control, cohort and intervention studies (2014)*

- *Monounsaturated fatty acids, olive oil and health status: a systematic review and meta-analysis of cohort studies (2014)*

- *Olive oil intake is inversely related to cancer prevalence: a systematic review and a meta-analysis of 13,800 patients and 23,340 controls in 19 observational studies (2011)*

Todos ellos han obtenido resultados favorables en relación a la salud. Pero tampoco piense que son milagrosos, como a veces se difunde por parte de los defensores más entusiastas con este alimento.

Conclusiones: Muchas preguntas pendientes

Siendo como es el aceite vegetal un alimento relativamente "nuevo" en la dieta humana, considerando que se consume en cantidades bastante elevadas y viendo la situación en cada uno de los temas anteriores, es evidente que hace falta mucha más investigación rigurosa que permita concretar con un mínimo de seguridad las respuestas a muchas preguntas.

¿Son todos los aceites vegetales igual de recomendables? ¿En qué cantidades? ¿En qué circunstancias? ¿Es mejor priorizar los ricos en algún ácido graso concreto para alguna situación concreta? ¿Es malo el exceso de omega-6? ¿Realmente importa la relación O-3/O-6? ¿O solo es relevante la falta de O-3? ¿Qué efectos podemos asociar a cada tipo de aceite, en relación a diferentes indicadores de salud? ¿Y cuál es el mejor para altas temperaturas? ¿Cada cuánto habría que renovarlo al freír? ¿Siempre es mejor utilizarlo refinado?

Con la información disponible, poco se puede afirmar con mucha seguridad. En frío, no parece haber evidencias de que el consumo moderado de cualquiera de ellos suponga ningún problema. Pero tampoco hay pruebas claras de que usar los ricos en ácidos grasos poliinsaturados omega-6 en grandes cantidades (como el de girasol o maíz) y como sustitutos absolutos de las grasas saturadas vayan a mejorar significativamente nuestra salud. A alta temperatura, parece que los refinados son más fiables, pero de nuevo hay que tener muy en cuenta la degradación de los ricos en ácidos grasos poliinsaturados. Y, de cualquier forma, el aceite de oliva parece una buena opción para usos de todo tipo.

Pero insisto, poco más se puede decir…

¿Los alimentos funcionales ayudan a comer más sano?

Es fácil identificarlos en el supermercado, sobre todo los cereales y lácteos enriquecidos, ya que suelen dominar las estanterías dedicadas a estos productos, aunque hoy en día podemos encontrarnos con que casi cualquier alimento procesado tiene su versión "funcional": Zumos, galletas, batidos, margarinas, café, chocolate, refrescos, embutidos, panes.... Y también todos ellos suelen presumir de alguna característica relacionada con esas supuestas ventajas para la salud (*health claims* en inglés). Todo ello acompañado de un precio superior al de la versión no funcional, claro.

Según la Wikipedia, esta sería la definición de alimentos funcionales:

"Son aquellos alimentos que son elaborados no solo por sus características nutricionales sino también para cumplir una función específica como puede ser el mejorar la salud y reducir el riesgo de contraer enfermedades. Para ello se les agregan componentes biológicamente activos, como minerales, vitaminas, ácidos grasos, fibra alimenticia o antioxidantes, etc."

Sin embargo, aunque la siempre solícita Wikipedia los describe bastante bien, la realidad es que no existe una definición oficial y consensuada de lo que son los alimentos funcionales. Lo cual no significa que no exista normativa específica sobre el tema, ni mucho menos. En el año 2007 el Parlamento Europeo aprobó el Reglamento

65

1924/2006 relativo a las declaraciones nutricionales y de propiedades saludables en los alimentos y puso a la Agencia Europea de Seguridad Alimentaria (EFSA) al frente de su gestión. Una de sus labores es la revisión y aprobación de las declaraciones de salud, que pueden ser de tres tipos:

- *Nutricionales: Declaración que afirme, sugiera o dé a entender que un alimento posee propiedades nutricionales benéficas específicas con motivo de su aporte energético y los nutrientes que contiene, que contiene en proporciones reducidas o incrementadas.*

- *De propiedades saludables: Declaración que afirme, sugiera o dé a entender que existe una relación entre una categoría de alimentos, un alimento o uno de sus constituyentes y la salud.*

- *De reducción de riesgo de enfermedad y relativas al desarrollo y la salud de los niños: Declaración que afirme, sugiera o dé a entender que el consumo de una categoría de alimentos, un alimento o uno de sus constituyentes reduce significativamente un factor de riesgo de aparición de una enfermedad humana.*

En la práctica, se convierten en frases que los fabricantes de alimentos exponen en su productos, como las siguientes:

- *"Ayuda a prevenir enfermedades cardiovasculares".*

- *"Contribuye al funcionamiento del cerebro".*

- *"Mantiene la salud de tus huesos".*

- *"Cuida tu flora intestinal".*

- *"Refuerza tu sistema inmunitario".*

Pues bien, aunque seguramente la intención del reglamento era loable, la realidad es que presenta un importante agujero: está totalmente enfocado a las posibles propiedades de los nutrientes aislados y no exige al fabricante demostrar la eficacia del producto en su conjunto. Las personas no comemos un componente aislado, sino todo el alimento, formado por muchos componentes y posibles efectos muy diversos.

Esto significa que un fabricante puede añadir una cantidad concreta de un componente y directamente incluir la declaración de salud correspondiente, independientemente del resto de ingredientes del alimento. Aunque sean tan desaconsejables como una gran cantidad de azúcar añadido, algo que ocurre con muchísima frecuencia, como podrá comprobar revisando las etiquetas con información nutricional de la mayoría de mencionados cereales, lácteos o galletas "fortificadas".

Más allá de esta preocupante situación, hay estudios (como *The liberating effect of weight loss supplements on dietary control: a field experiment*", 2014) que nos alertan de otro posible problema asociado al uso de alimentos funcionales: la sobrevaloración de sus supuestas propiedades y efecto negativo en relación a otros hábitos. Para que lo entienda mejor, permítame autocitarme incluyendo el siguiente párrafo del libro "La Guerra Contra el Sobrepeso":

"...No solo se trata de confundir al consumidor con maravillas que podrían deducirse de las declaraciones exageradamente utilizadas ni de los desproporcionados precios que se suelen pagar respecto al valor añadido aportado. Cuando las personas empiezan a tomar suplementos o componentes añadidos que supuestamente mejoran la salud, de forma inconsciente interiorizan que su ámbito de influencia es mucho mayor, casi parecido a un medicamento. Y que sus propiedades van más allá de las que se le podrían atribuir por el componente activo. Esta sobrevaloración finalmente desemboca en una falsa sensación de protección, también llamada "efecto halo", que hace que se genere un exceso de confianza y se descuide el resto de hábitos, incluido el resto de la dieta."

Para que entienda mejor la importancia de esta situación, voy a comentar un estudio, "*Vitamin-Fortified Snack Food May Lead Consumers to Make Poor Dietary Decisions*" (2016), publicado en la revista de los dietistas norteamericanos, The Journal of the Academy of Nutrition and Dietetics. El texto nos cuenta el desarrollo de una investigación sobre cómo las personas decidimos a la hora de comprar alimentos (en este caso aperitivos) que han sido fortificados, es decir, que se les ha añadido algún nutriente supuestamente beneficioso.

Durante el proceso se seleccionaron unos 5000 participantes y se diseñó un experimento con una serie de situaciones y preguntas que todos ellos deberían responder. Las variables incluidas en el experimento fueron las siguientes:

- Había dos tipos de aperitivos, vegetales y de patata. Ambos se presentaban envasados en bolsas opacas y con una fotografía en el exterior.

- El aperitivo podía estar fortificado (con calcio y vitamina D) o sin fortificar. Si estaba fortificado, aparecía anunciado y muy visible en el envase.

- Cada envase venía acompañado de su correspondiente etiqueta nutricional, accesible pinchando en un enlace justo debajo de la imagen del envase, a la que se podía acceder libremente.

- Había dos tipos de etiquetas nutricionales, la que mostraba un perfil "saludable" (menos calorías, sal, grasas totales, grasas saturadas y más fibra) y la que mostraba un perfil "menos saludable"

El experimento estaba diseñado para pedir a los participantes que eligiesen entre dos productos, que se presentaban con diversas combinaciones de estas variables. Y posteriormente se procedía a analizar los comportamientos en función de la presencia de cada una de ellas. Con todo ello se pretendía simular las condiciones con las que se suelen encontrar los consumidores cuando van a las tiendas y supermercados (aunque realmente en la vida real las cosas son incluso más complicadas).

¿Y cuáles fueron los resultados?

Para empezar, los investigadores comprobaron que, a la hora de elegir, las afirmaciones sobre la fortificación ayudan a vender. Había un 17% más de probabilidades de que las personas eligieran un producto cuando estaba fortificado, frente al mismo cuando no lo estaba. Además, en el análisis segmentado observaron que esta diferencia en la probabilidad aumentaba hasta un 21% si solo se consideraba a las personas que no leían previamente la información nutricional de la etiqueta.

Pero además los investigadores hicieron una pregunta a los participantes: ¿cuál cree que es el producto más saludable? Y en este caso se encontró que había un 41% más de probabilidades de que la gente considerara más saludable el aperitivo fortificado frente al mismo sin fortificar. De nuevo esta cifra aumentaba considerablemente entre aquellos que no leían la etiqueta (hasta duplicar las probabilidades).

Finalmente, en base a los resultados y comportamientos, los expertos analizaron las probabilidades de identificar el producto "más saludable". Y concluyeron que cuando aparecía una afirmación de fortificación en el envase del producto menos saludable, las personas tenían solo un 36% de probabilidades de identificar el producto más saludable.

Estas fueron sus conclusiones finales:

"El objetivo principal de nuestro estudio experimental fue probar el efecto de afirmaciones sobre nutrientes en un aperitivo fortificado con vitaminas vs un aperitivo no fortificado con vitaminas. Para probar nuestra hipótesis de que las afirmaciones afectan a las percepciones sobre lo sano que es el producto, incorporamos condiciones que dieron a los participantes varias opciones para

determinar si el producto es "más saludable" o "menos saludable" (...)

Hemos encontrado que las afirmaciones sobre nutrientes en aperitivos fortificados con vitaminas pueden influir en los consumidores, haciendo que tomen decisiones menos saludables, reduciendo la probabilidad de que lean las etiquetas nutricionales y aumentando la probabilidad de elegir el producto fortificado, de pensar que el producto fortificado es más saludable y de seleccionar incorrectamente el aperitivo fortificado como el más saludable."

Como ya imaginarán, no es el primer estudio que llega a estas conclusiones, hay otros que también confirmaban ideas similares:

- *Do Health Claims and Front-of-Pack Labels Lead to a Positivity Bias in Unhealthy Foods? (2016)*

- *How Package Design and Packaged-based Marketing Claims Lead to Overeating (2013)*

- *Nutrition-related claims on children's cereals: what do they mean to parents and do they influence willingness to buy? (2011)*

- *Effects of food package information and sensory characteristics on the perception of healthiness and the acceptability of enriched biscuits (2012)*

Todos estos trabajos nos indican que los consumidores nos vemos poderosamente influenciados por las llamativas referencias en los envases sobre los nutrientes añadidos. Y valoramos lo saludable que es el alimento basándonos prioritariamente en esa información, dejando en un segundo plano (o simplemente obviando) la información de la etiqueta nutricional o la naturaleza del producto. Repito la lista de alimentos que con mayor frecuencia suelen ser fortificados: cereales de desayuno, galletas, derivados lácteos, zumos, margarinas, chocolates, embutidos... en efecto, la mayoría de ellos totalmente prescindibles y muchos de ellos incluso poco recomendables. Pero los vemos acompañados de sus afirmaciones sobre salud e, inconscientemente, con frecuencia los priorizamos sobre los vegetales, frutas y otros productos frescos.

Y elegimos mal, pensando que estamos eligiendo bien.

¿Comer probióticos es beneficioso para la salud cardiovascular?

La mayor parte de la gente asocia el término "alimento probiótico" a ideas como las que podemos encontrar en su definición en la Wikipedia en español:

"Los alimentos probióticos son alimentos con microorganismos vivos adicionados que permanecen activos en el intestino y ejercen importantes efectos fisiológicos. Ingeridos en cantidades suficientes, pueden tener efectos beneficiosos, como contribuir al equilibrio de la microbiota intestinal del huésped y potenciar el sistema inmunitario".

En la Wikipedia en inglés, normalmente más rigurosa en este tipo de temas, podemos encontrar una definición menos entusiasta pero que sigue una línea similar:

"Los probióticos son microorganismos que se cree que aportan beneficios para la salud cuando son consumidos. El término probiótico actualmente se utiliza para referirse a microorganismos ingeridos asociados con efectos beneficiosos en animales y humanos".

De cualquier forma, cuando se adquieren alimentos de este tipo, casi siempre lácteos o similares en cuyo nombre comercial es relativamente habitual encontrar términos o nombres en latín y que suenan a microbios, la expectativa es poder ingerir productos cargados de esos microorganismos dispuestos a trabajar duro por mejorar la salud intestinal.

Si nos inclinamos por fuentes de información más rigurosas, el consenso sobre el uso del término "probiótico" se formalizó en el documento *"Expert consensus document: The International Scientific Association for Probiotics and Prebiotics consensus statement on the scope and appropriate use of the term probiotic" (2013)*, que concluyó lo siguiente:

"Son microorganismos vivos que administrados en las cantidades adecuadas confieren beneficios para la salud al anfitrión".

Con la popularización de la importancia de la microbiota intestinal (los microbios que pueblan nuestro intestino) en el mantenimiento de una buena salud, los prebióticos y probióticos han conseguido hacerse un hueco importante en la cultura de los suplementos y la alimentación. La gente suele confundirlos, debido a su nombre similar y a que a ambos se les supone capacidad para beneficiar a dicha comunidad bacteriana, pero las diferencias son claras; mientras que los prebióticos suelen ser componentes no digeribles (como por ejemplo, fibra u otros tipos de carbohidratos), los probióticos son microorganismos vivos, que pueden ser diferentes (diversas cepas).

En lo que respecta a la normativa que regula los probióticos y que detalla sus propiedades, como algunos ya sabrán la cosa esta "calentita". Leyendo los documentos *"Health benefits and health claims of probiotics: bridging science and marketing"* (2011), *"Establishing and Evaluating Health Claims for Probiotics"* (2012) y *"What is a health benefit? An evaluation of EFSA opinions on health benefits with reference to probiotics"* (2013) uno puede hacerse una idea de la controversia. Resulta que la EFSA se puso exigente (y tenía sus razones), tumbando una tras otra las solicitudes de "health claims" (declaraciones sobre salud) que la industria le había ido haciendo llegar al respecto. Lo cual, como era esperable, no hizo ninguna gracia a las empresas. Así que les faltó tiempo para lanzarse a a mostrar su malestar, como publicando el artículo "*EFSA provokes paradigm shift in EU probiotics marketing*" (2010).

Pero mi objetivo no era contarle las bambalinas de la regulación de los probióticos, ni de la salud digestiva, que es el tema más común con el que se asocia a este tipo de alimentos. Tal y como lo especifico en el título, vamos a analizar su posible capacidad para mejorar la salud cardiovascular.

En el año 2015 se publicó la revisión sistemática sobre el tema, "*Effects of probiotics consumption on lowering lipids and CVD risk factors: A systematic review and meta-analysis of randomized controlled trials*" (2015), en la que los autores analizaron los resultados de 15 ensayos, todos ellos enfocados en pacientes no sanos, aquejados de diversas patologías del ámbito cardiovascular: hipertensión, hipercolesterolemia, diabetes, sobrepeso, etc. Y la aportación de probióticos se realizó mediante suplementos (cápsulas) o lácteos fermentados-yogur.

Pues bien, las conclusiones finales de los autores del metaanálisis fueron las siguientes:

"*Los resultados de los estudios sugieren que la suplementación con probióticos es efectiva reduciendo el colesterol total, colesterol LDL y los factores de riesgo coexistentes con la enfermedad cardiovascular. Los probióticos son más efectivos cuando se toman como leche fermentada o como yogur. Cuando son consumidos al menos durante 8 semanas y cuando incluyen múltiples cepas. Gestionando múltiples factores y factores coexistentes asociados a la enfermedad cardiovascular los probióticos pueden ser una vía convincente para reducir los elevados índices de morbilidad y mortalidad cardiovascular*"

Es decir, aunque para algunas variables los estudios eran realmente escasos, se encontraron mejoras bastante claras entre los que tomaron probióticos, sobre todo en los indicadores de colesterol total, LDL, índice de masa corporal, contorno de cintura e indicador de inflamación CRP. No se observaron cambios significativos en el colesterol HDL, triglicéridos y el indicador de inflamación TNF-alfa

En el análisis segmentado, los autores destacaron que el efecto reductor de colesterol total y LDL solo fue significativo en los ensayos realizados con lácteos fermentados, pero no en los que se utilizaron cápsulas.

Poco después se publicó otra revisión centrada en el perfil lipídico, "*Meta-Analysis: Effects of Probiotic Supplementation on Lipid Profiles in Normal to Mildly Hypercholesterolemic Individuals*" (2015), en la que también se identificaron mejoras en el colesterol total y el LDL (pero no en el HDL ni en los triglicéridos).

Estas no fueron las primeras revisiones sistemáticas sobre el tema, unos años antes se dieron a conocer las siguientes, todas ellas con resultados parecidos y favorables al consumo de los probióticos:

- *Effect of probiotics on biomarkers of cardiovascular disease: implications for heart-healthy diets (2014)*

- *Effect of probiotics on blood pressure: a systematic review and meta-analysis of randomized, controlled trials (2014)*

- *Effect of probiotic fermented milk on blood pressure: a meta-analysis of randomised controlled trials (2013)*

- *Influence of consumption of probiotics on the plasma lipid profile: a meta-analysis of randomised controlled trials (2011)*

Así que, con los datos disponibles hasta el momento, parece que los probióticos pueden ser alimentos a añadir a la lista de "amigos de la salud cardiovascular", al menos para quién no la tenga ideal.

Pero como en el término probiótico caben muchas cosas y productos, que todavía están sin concretar mediante estudios rigurosos analizando eventos cardiovasculares o mortalidad, conviene no hacerse demasiadas ilusiones. Si se anima a tomarlos, le recomiendo que no se complique la vida y que no caiga en los cantos de sirena de la industria alimentaria, comprando alimentos sobrevalorados y de elevado precio, a veces incluso cargados de otros componentes que podrían desmerecer los posibles efectos beneficiosos de los microorganismos, como he comentado en el artículo anterior al hablar de productos funcionales. El probiótico más accesible, barato y sencillo es el yogur natural, normal y corriente (no confundirlo con el yogur pasteurizado, que es el que se ha sometido a un proceso posterior que mata los microorganismos). Y probablemente igual (o más) efectivo que otros con nombres mucho más sofisticados. Las siguientes revisiones, exclusivamente centradas en este alimento, lo relacionan con resultados beneficiosos para la salud e incluso un menor peso corporal:

- *Yogurt, diet quality and lifestyle factors (2016)*

- *Is consuming yoghurt associated with weight management outcomes? Results from a systematic review (2016)*

- *The Effect of Yogurt on Human Body Weight: A Systematic Review and Meta-Analysis of Randomized Experiments (2016)*

Por cierto, si le interesa conocer también la evidencia más actual respecto a los probióticos y su posible influencia para las patologías con las que se asocia más habitualmente, las gastrointestinales, conviene que sepa que la cantidad de estudios es bastante amplia, sin duda debido al gran interés de los consumidores y de la industria alimentaria por estos productos. Lo cual invita a ser prudente en su valoración debido al posible sesgo al respecto. En este sentido, las referencias probablemente más interesantes provienen de la iniciativa Cochrane, que ha realizado una treintena de revisiones sobre este tipo de alimentos, a las que se puede acceder con cualquier buscador.,

Por otro lado, hay también otra buena cantidad de otras revisiones sistemáticas recientes sobre el asunto:

- *Therapeutic effects of Lactobacillus in treating irritable bowel syndrome: a meta-analysis (2015)*

- *Systematic review of randomized controlled trials of probiotics, prebiotics, and synbiotics in inflammatory bowel disease (2014)*

- *Efficacy of prebiotics, probiotics, and synbiotics in irritable bowel syndrome and chronic idiopathic constipation: systematic review and meta-analysis (2014)*

- *The effect of probiotics on functional constipation in adults: a systematic review and meta-analysis of randomized controlled trials (2014)*

- *Probiotic supplementation decreases intestinal transit time: meta-analysis of randomized controlled trials (2013)*

- *Probiotics and prebiotics in the management of irritable bowel syndrome: a review of recent clinical trials and systematic reviews (2011)*

- *Systematic review of randomised controlled trials: probiotics for functional constipation (2010)*

Y también hay revisiones sistemáticas recientes focalizadas en pacientes pediátricos:

- *Probiotics for prevention of necrotizing enterocolitis in preterm infants (2014)*

- *Benefits of probiotics on enteral nutrition in preterm neonates: a systematic review (2014)*

- *Are probiotics or prebiotics useful in pediatric irritable bowel syndrome or inflammatory bowel disease? (2013)*

- *Probiotics, prebiotics, and dietary fiber in the management of functional gastrointestinal disorders (2013)*

- *Probiotics for the prevention of pediatric antibiotic-associated diarrhea (2011)*

Analizando los resultados de todos estos estudios podría decirse, de forma general y muy resumida, que los probióticos pueden tener cierta utilidad para mejorar aspectos como el síndrome del intestino irritable, el tránsito intestinal, el estreñimiento y la diarrea, Sin ser milagrosos, parecen ser una ayuda (junto con otros tratamientos) para bastantes casos. Por contra, las evidencias son menos sólidas para tratar enfermedades inflamatorias del intestino, sobre todo para la enfermedad de Crohn. Aunque queda mucho trabajo por hacer, matizando patologías concretas, dosis recomendadas, cepas específicas, etc, razones por las que la EFSA es exigente con la industria.

Pero si usted es una persona sana, no parece que los probióticos vayan a ser de demasiada ayuda, ya que según la revisión *"Alterations in fecal microbiota composition by probiotic supplementation in healthy adults: a systematic review of randomized controlled trials"* (2016) no hay evidencia de que vayan a influir en su microbiota.

Pero espere, que ya que nos hemos metido en harina, quizás también tenga curiosidad por la posible relación entre el consumo de probioticos y la diabetes. Pues también sobre esto se han publicado revisiones como las siguientes:

- *Effects of probiotic supplementation in patients with type 2 diabetes: systematic review and meta-analysis (2016)*

- *Glucose- and glycaemic factor-lowering effects of probiotics on diabetes: a meta-analysis of randomised placebo-controlled trials (2016)*

Una vez más el consumo de estos productos dio lugar a resultados prometedores (aunque no milagrosos, repito) para la gestión de la glucosa y la diabetes tipo 2.

No sé qué le parece a usted, pero viendo todos estos resultados yo creo que merece la pena seguir de cerca las investigaciones futuras, las nuevas iniciativas de la industria y los cambios de la normativa reguladora. Parece que hay mucho trabajo por delante, pero también mucho dinero y negocio en juego.

Con los riesgos que todo eso supone.

¿Es sólida la evidencia en favor de los cereales integrales?

En el primer volumen de "Lo que dice la ciencia sobre dietas, alimentación y salud" dediqué unas cuantas páginas a hablar de la evidencia sobre los cereales integrales. Y aunque se apreciaba una acumulación creciente de pruebas en favor de su consumo, también pudimos comprobar que había importantes lagunas y cuestiones relevantes para las que todavía no disponía de respuestas claras.

Desde entonces se han seguido publicando una buena cantidad de estudios – yo diría que casi ha sido una avalancha de ellos – así que este es uno de esos temas en los que puede haber habido cambios. Por ello creo que merece la pena ponerse al día y revisar lo que dice la evidencia más actual sobre los cereales integrales y la salud.

Empezaremos primero por las buenas noticias (al menos para los fabricantes de cereales); vamos a ver aquellas revisiones y metaanálisis que han estudiado variables importantes (riesgo de sufrir ciertas enfermedades o mortalidad) y han concluido a favor de este tipo de alimentos, encontrándolos asociados a una reducción del riesgo. Son los siguientes, incluido un extracto de sus respectivas conclusiones finales:

"Health Benefits of Dietary Whole Grains: An Umbrella Review of Meta-analyses (2017): *"Esta revisión sugiere que hay algunas pruebas de que la ingesta dietética de cereales integrales es beneficiosa para la prevención de la diabetes tipo 2, las*

enfermedades cardiovasculares y el cáncer colorrectal, pancreático y gástrico".

"Consumption of whole grains in relation to mortality from all causes, cardiovascular disease, and diabetes: Dose-response meta-analysis of prospective cohort studies" (2016): *"La evidencia de estudios de cohorte observacionales indica una asociación inversa entre la ingesta de cereales integrales y el riesgo de mortalidad global, cardiovascular y por enfermedad cardiaca. Sin embargo, no se observaron asociaciones con el riesgo de muerte por accidente cerebrovascular ni diabetes."*

Whole-grain intake and total, cardiovascular, and cancer mortality: a systematic review and meta-analysis of prospective studies (2016): *"Nuestros hallazgos sugieren relaciones inversas significativas entre la ingesta de grano entero y la mortalidad debida a cualquier causa, ECV o cáncer".*

Whole-Grain Intake and Mortality from All Causes, Cardiovascular Disease, and Cancer: A Systematic Review and Dose-Response Meta-Analysis of Prospective Cohort Studies *(2016): "Una mayor ingesta (...) se asoció significativamente con un menor riesgo de mortalidad global (...) y también se asoció con un menor riesgo de mortalidad por enfermedad cardiovascular. Cada 3 porciones adicionales de cereales integrales al día se asoció con una reducción del 25% del riesgo de mortalidad por enfermedad cardiovascular. Se observó una asociación inversa entre su ingesta y el riesgo de mortalidad por cáncer."*

Association between whole grain intake and all-cause mortality: a meta-analysis of cohort studies (2016): *" Hubo una reducción del 7% en el riesgo de mortalidad por cada aumento de la ingesta de cereales integrales en una porción diaria. (...) una mayor ingesta de cereales integrales se asoció con un menor riesgo de mortalidad global".*

"Whole grain consumption and risk of cardiovascular disease, cancer, and all cause and cause specific mortality: systematic review and dose-response meta-analysis of prospective studies" *(2016)*: "...la ingesta de cereales integrales se asoció con un menor riesgo de enfermedad coronaria, enfermedad cardiovascular y cáncer total y menor mortalidad global, por enfermedades respiratorias, por enfermedades infecciosas, por diabetes y por causas no cardiovasculares y no cancerosas."

"Whole-grain consumption and the risk of all-cause, CVD and cancer mortality: a meta-analysis of prospective cohort studies" *(2016)*: "...un alto consumo de cereales integrales se asoció inversamente con el riesgo global, de enfermedades cardiovasculares y de mortalidad específica por cáncer."

"Whole-grain intake and total, cardiovascular, and cancer mortality: a systematic review and meta-analysis of prospective studies" *(2016):* "Nuestros hallazgos sugieren una relación inversa significativa entre el consumo de cereales integrales y la mortalidad por cualquier causa, las enfermedades cardiovasculares o el cáncer".

"Whole Grain Intake and Mortality From All Causes, Cardiovascular Disease, and Cancer" *(2016):* "Nuestro metaanálisis demostró asociación inversa entre la ingesta de cereales integrales y la mortalidad total así como por causas específicas y los resultados fueron particularmente sólidos y robustos para la mortalidad por enfermedades cardiovasculares."

"Meta-Analysis of the Association Between Whole and Refined Grain Consumption and Stroke Risk Based on Prospective Cohort Studies" *(2016):* "Nuestro metaanálisis reveló que el consumo de cereales integrales y refinados no se asocia con un riesgo total de

ictus; Sin embargo, el consumo de granos integrales se asoció con un menor riesgo de accidente cerebrovascular isquémico."

"Whole Grain Intake Reduces Pancreatic Cancer Risk: A Meta-Analysis of Observational Studies (2016)": *"Un alto consumo de granos enteros se asoció con un riesgo reducido de cáncer de páncreas."*

"Systematic Review and Meta-Analysis of Human Studies to Support a Quantitative Recommendation for Whole Grain Intake in Relation to Type 2 Diabetes" (2015): *"Consumir tres raciones de alimentos integrales (45 g de cereales integrales) al día induciría una reducción relativa del 20% en el riesgo de diabetes tipo 2 en comparación con el consumo de media porción".*

"Meta-analysis of the association between whole grain intake and coronary heart disease risk" (2015): *"Los resultados combinados sugieren que la mayor ingesta de cereales integrales, en comparación con la menor, se asocia con un riesgo significativamente menor de cardiopatía coronaria. La asociación fue significativa en los estudios de cohortes, pero no en los estudios de caso-control."*

"Association between whole grain intake and stroke risk: evidence from a meta-analysi"s (2015): *"Nuestro análisis indica que el consumo de más cereales integrales tiene un efecto protector sobre el ictus".*

Una importante lista, considerando que nos referimos a metaanalisis realizados en tan solo un par de años.

Aunque los más avezados en temas de nutrición ya se habrán dado cuenta de que todos estos metaanálisis hacen referencia a estudios observacionales. Y es que en este periodo solo he encontrado una revisión sobre ensayos de intervención, centrada en indicadores menos importantes (colesterol), también con resultados positivos:

"Whole-grain and blood lipid changes in apparently healthy adults: a systematic review and meta-analysis of randomized controlled studies" (2015): *"El consumo de alimentos integrales reduce el colesterol LDL y el total, pero no modifica el colesterol HDL o triglicéridos, en comparación con el consumo de dietas de control no integrales. La avena integral parece ser el cereal más eficaz para reducir el colesterol."*

Y ahora les toca a los menos favorables, ya que no todos los estudios de este tipo publicados han llegado a encontrar una asociación beneficiosa. A continuación pueden ver unas cuantas revisiones sistemáticas que no han hallado pruebas suficientes de ventajas al consumo de cereales integrales respecto a diversas variables y que han sido más escépticas en sus conclusiones:

"Consumption of whole grains and cereal fiber in relation to cancer risk: a systematic review of longitudinal studies" (2015): *"Esta revisión sistemática concluye que la mayoría de los estudios sugieren una asociación nula en relación al cáncer. Los cereales integrales y la fibra de cereales podrían proteger contra el cáncer gastrointestinal, pero estos resultados requieren confirmación en estudios adicionales"*

"Dietary fiber, whole grains, carbohydrate, glycemic index, and glycemic load in relation to risk of prostate cancer (2015): "Los resultados de este meta-análisis indican que, con base en la información disponible, la fibra dietética, los cereales integrales, carbohidratos, GI y GL no están asociados con el riesgo de cáncer de próstata."

"Can whole grain help in weight management?" (2014): *"La evidencia actual no demuestra claramente que la ingesta de cereales integrales pueda contribuir a la pérdida de peso, independientemente de la reducción calórica. "*

"Qualified health claim for whole-grain intake and risk of type 2 diabetes: an evidence-based review by the US Food and Drug Administration" (2016): *"Esta revisión proporciona pruebas muy limitadas para apoyar una declaración de propiedades saludables sobre la relación entre el consumo de cereales integrales y un menor riesgo de diabetes tipo 2".*

Conviene destacar que la última de esta segunda lista es especialmente relevante, ya que fue realizada con el objetivo de formalizar las conclusiones de la FDA (*Food and Drug Administration*, la agencia oficial responsable en EEUU de regular los medicamentos y los alimentos en EE.UU) sobre la relación entre los cereales integrales y las diabetes tipo 2.

Bien, como puede observar, en principio los resultados favorables son bastante más numerosos, lo cual nos podría impulsar a ser optimistas y a pensar a que la evidencia en favor de los cereales integrales empieza a acumularse y a tener cierta relevancia. Pero, siendo esto cierto, en mi opinión todavía hay algunas razones para no conformarse.

En primer lugar, porque hay algunas revisiones importantes sin resultados positivos. En segundo, porque no hay ensayos de intervención a largo plazo, en todo momento estamos hablando de revisiones sobre estudios observacionales y con resultados modestos (reducciones de riesgo absolutas pequeñas), susceptibles de estar influidos por variables de confusión (las personas que comen más cereales integrales también suelen tener más hábitos de vida saludables). Y en tercer lugar porque seguimos sin saber exactamente cuáles son los alimentos que se deberían considerar en este grupo. Es realmente difícil saber cuándo se está comprando un alimento integral, ya que no existe una definición universal al respecto, como han subrayado de nuevo las siguientes recientes revisiones (incluyendo un extracto de los comentarios más importantes sobre el tema):

"Developing a Standard Definition of Whole-Grain Foods for Dietary Recommendations: Summary Report of a Multidisciplinary Expert Roundtable Discussion" (2014): "La necesidad de una definición estándar para los alimentos de grano entero se evidencia por el hecho de que:

- *Los alimentos integrales no están definidos de forma coherente.*

- *No existen normas de calificación de cereales integrales o varían según los países, el gobierno y las agencias reguladoras y los organismos privados.*

- *No se ha normalizado el etiquetado y envasado de los alimentos de cereales integrales,*

- *Debido a las innumerables inconsistencias de etiquetado, los consumidores a menudo se confunden en la compra de alimentos integrales.*

- *En contenido integral del grano y el de fibra a menudo se usan indistintamente de forma incorrecta."*

"Whole-grain foods and chronic disease: evidence from epidemiological and intervention studies" (2016): "En general, esta evidencia apoya la promoción de alimentos integrales sobre los alimentos refinados en la dieta, pero esto requeriría la adopción de definiciones estándar de "cereal integral" y "alimentos integrales» que permitirá innovar a los fabricantes de alimentos, mejorar la información al consumidor y fomentar la aplicación de las recomendaciones dietéticas basadas en los alimentos y las estrategias de salud pública."*

Cualquiera que haya intentado comprar este tipo de alimentos conocerá de primera mano dicha falta de información y las elevadas posibilidades de que nos vendan gato por liebre. Esta situación quedó claramente plasmada en el programa de televisión emitido en

España a mediados de 2017 "En el punto de mira", en el que los reporteros comprobaron que el pan que les vendían en las panaderías como integral realmente no lo era. El fraude estaba inexplicablemente generalizado… y consentido por las autoridades, que no hacían nada para evitarlo.

Bien, pues esta es la evidencia más actual. ¿A usted qué le parece? ¿Cree que las pruebas son ya suficientemente abundantes y sólidas como para lanzarse a comprarlos y consumirlos generosamente?

¿El queso es malo para la salud?

El queso es uno de esos alimentos que hoy en día está un poco en el limbo. Por un lado los más conservadores siguen recomendando su limitación, dada las elevadas cantidades de grasa saturada que suele presentar. Por otro lado, como detallé en el volumen anterior, revisiones sistemáticas recientes no asocian el consumo de lácteos enteros a problemas de salud ni a mayor peso corporal.

Para colmo, cada día tenemos más diversidad y heterogeneidad de alimentos que podrían considerarse dentro del grupo de "quesos", desde los clásicos curados o semicurados, hasta algunas modalidades en lonchas, porciones o cremas, de las que se suele saber poco respecto a su composición, nutrientes y proceso de fabricación.

De cualquier forma y siendo conscientes de la incertidumbre que provoca tanta variedad, recientemente se han publicado algunas revisiones sobre el consumo de queso y la salud, por lo que puede resultar interesante conocerlas, sobre todo para saber si realmente es un alimento tan poco recomendable.

Por ejemplo, estas son las relacionadas con estudios observacionales y sus resultados:

Cheese Consumption and Risk of All-Cause Mortality: A Meta-Analysis of Prospective Studies (2017): "El consumo de queso a largo plazo no estuvo asociado con un mayor riesgo de mortalidad global"

Cheese consumption and risk of cardiovascular disease: a meta-analysis of prospective studies (2016): *"Este metanálisis de estudios prospectivos sugiere una asociación inversa entre el consumo de queso y el riesgo de enfermedad cardiovascular"*

Cheese and Cardiovascular Disease Risk: A Review of the Evidence and Discussion of Possible Mechanisms (2016): *"Los resultados de cuatro estudios prospectivos no apreciaron asociación entre la ingesta de queso y el riesgo de enfermedad cardiovascular (...) Además, los resultados de cuatro estudios de intervención no indicaron ningún efecto perjudicial sobre las concentraciones de colesterol al comparar la ingesta de queso con la de mantequilla."*

También hemos podido conocer una curiosa revisión sobre estudios de intervención, comparando el queso con la mantequilla:

Effect of cheese consumption on blood lipids: a systematic review and meta-analysis of randomized controlled trials (2015): *"El consumo de queso curado reduce el LDL-C y el HDL-C cuando se compara con el consumo de mantequilla."*

Además de estas revisiones, se han publicado algunos estudios sueltos sobre este alimento y diversos indicadores de salud:

High intake of regular-fat cheese compared with reduced-fat cheese does not affect LDL cholesterol or risk markers of the metabolic syndrome: a randomized controlled trial (2016): *"Una elevada ingesta diaria de queso entero durante 12 semanas no alteró los factores de riesgo de colesterol LDL o síndrome metabólico de manera diferente a una ingesta igual de queso bajo en grasa o una cantidad isocalórica de alimentos ricos en carbohidratos"*

Effect of a high intake of cheese on cholesterol and metabolic syndrome: results of a randomized trial (2015): *"Los niveles de colesterol no aumentaron después de una ingesta alta de queso entero tipo Gouda durante 8 semanas, y el análisis estratificado mostró que los participantes con síndrome metabólico habían reducido el colesterol al final del ensayo".*

Y esto es todo lo que hay sobre el queso. No es demasiado, pero desde luego no suena nada preocupante, ¿no cree?

¿Los nutrientes de los vegetales cambian en función de su forma de conservación?

Supongo que a usted le pasará como a la mayoría y le resultará complicado disponer de tiempo para poder ir a diario al mercado y tener puntualmente abastecida su despensa. Así que es probable que recurra a la compra semanal o quincenal y aproveche al máximo la nevera y los congeladores, que para eso están. En este sentido, quizás alguna vez se haya preguntado si esta forma de actuar afecta de alguna forma a los nutrientes de los alimentos, ya que está bastante extendida la creencia de que cuanto más frescos, más nutritivos son.

En el año 2017 se publicó un interesante estudio sobre este tema, en concreto para el caso de hortalizas y frutas. Se trata de "*Selected nutrient analyses of fresh, fresh-stored, and frozen fruits and vegetables*" (2017), un trabajo en el que los investigadores analizaron los cambios en vitamina C (ácido ascórbico), provitamina A (beta caroteno) y folato que se produjeron en diversos vegetales y frutas (Brócoli, coliflor, maíz, judías verdes, guisantes, espinacas, arándanos y fresas), en tres situaciones diferentes:

1. Comprándolos frescos en el supermercado,

2. Comprándolos frescos y dejándolos cinco días en la nevera

3. Comprándolos congelados

Y estas fueron las conclusiones de los autores, que encontraron algunas diferencias:

"En nuestra comparación de los niveles de ácido ascórbico, trans-beta caroteno y folato en las frutas y hortalizas frescas, refrigeradas y congeladas, encontramos que en la mayoría de los casos no había diferencias significativas. En los casos con diferencias significativas, se encontró asociación entre el almacenamiento refrigerado durante 5 días y una reducción de nutrientes. Alineado con esta asociación negativa, se encontró que las muestras de los productos congelados tenían contenidos de nutrientes significativamente más altos que los refrigerados, con más frecuencia que al contrario. En general, nuestros hallazgos sugieren que el tiempo que un consumidor almacena sus productos frescos antes del consumo es un factor importante para determinar el valor nutricional comparativo (...). Al considerar un período de almacenamiento similar al empleado por los consumidores, nuestros hallazgos no apoyan la percepción común de que los productos frescos son nutricionalmente superiores a los productos congelados."

En resumen, este estudio nos confirma que la congelación en uno de esos procesos de transformación de alimentos que puede ser muy útil para disponer con más facilidad de comida saludable, en este caso los vegetales y frutas, ya que no afecta negativamente a su aportación nutricional.

Por otro lado también nos muestra algo interesante: que cuanto más tiempo tardemos en comer los vegetales y frutas, aunque estén refrigerados en la nevera, más nutrientes pierden. Una razón más para impulsarnos a ir a comprarlos con cierta frecuencia. Aunque sin obsesionarnos demasiado con el tema, ya que las variaciones de nutrientes también son amplias en función de otros factores, como por ejemplo la época del año y el lugar en el que se haya realizado la recolección.

Y, de cualquier forma, recuerde que es infinitamente mejor comer vegetales con un poco menos de nutrientes que no comerlos.

¿Realmente el alcohol con moderación es beneficioso para la salud?

Una de los temas más controvertidos relacionados con la alimentación y que a veces enfrenta a algunos médicos y nutricionistas es el efecto de la ingesta de alcohol. No me refiero a su consumo excesivo, ya que el consenso en contra es unánime, sino en lo que suele calificarse como "ingesta moderada". Desde hace décadas, en gran cantidad de pirámides y guías dietéticas y en diversos patrones dietéticos considerados como saludables, se incluye la posibilidad de tomar bebidas alcohólicas con moderación como hábito susceptible de beneficiar a nuestra salud. Y una buena cantidad de médicos no ha tenido ningún reparo en declarar públicamente que beber "con sentido común" no solo es placentero, sino incluso recomendable, llegando a recomendar esta costumbre a cierto tipo de pacientes con elevado riesgo de enfermedad cardiovascular.

¿Pero realmente hay pruebas sólidas para hacer esta afirmación?

Permítame explicarle en primer lugar el meollo de la controversia. Por un lado hay una gran cantidad de evidencia científica que asocia el consumo de alcohol con patologías graves, como por ejemplo el cáncer. Desde la perspectiva de la neurología y la psiquiatría, el uso del término "consumo moderado" es poco apropiado, ya que su ingesta conlleva el exponerse a un importante riesgo, dado que estamos hablando de una sustancia con demostradas propiedades adictivas. Pero por otro lado también es cierto que hay numerosos estudios observacionales en los que aquellas personas que consumen cantidades moderadas de alcohol (ojo, hablamos de como máximo un par de pequeños vasos diarios de vino en hombres y uno en mujeres) presentan menores riesgos relacionados con la enfermedad cardiovascular y la mortalidad. Unas conclusiones que, como sería esperable, la industria de bebidas alcohólicas ha difundido y explotado sistemáticamente, tanto entre el público en general como ante profesionales sanitarios.

Pero poco a poco la investigación ha ido avanzando y nuevos estudios y datos han ido aportando más luz a esta cuestión. Así que vamos a ver lo que dice la evidencia más reciente.

Respecto a la afirmación de que el consumo moderado de alcohol reduce el riesgo de enfermedad cardiovascular y muerte prematura, un nuevo metaanálisis, *"Do "Moderate" Drinkers Have Reduced Mortality Risk? A Systematic Review and Meta-Analysis of Alcohol Consumption and All-Cause Mortality"* (2016) hizo una revisión especialmente meticulosa y cuidadosa. Sus autores recopilaron todos los estudios sobre la relación entre la mortalidad y el consumo de alcohol, que involucraban a casi cuatro millones de personas, pero hicieron especial hincapié en analizar las metodologías utilizadas para clasificar a los participantes. Especialmente a los abstemios, ya que eran las personas que en anteriores revisiones aparecían como "desfavorecidos" respecto a quienes bebían con moderación.

Lo que encontraron no les sorprendió demasiado, porque anteriores investigaciones ya habían alertado del peligro de los errores en este tema. Resulta que había estudios que en el grupo de abstemios habían incluido a consumidores ocasionales, exbebedores (cuya salud podía haber quedado afectada tras años de consumo) y personas enfermas (a quienes su médico les había prohibido beber alcohol). Y todos ellos, aunque eran considerados no bebedores, podían presentar un deterioro en su salud por razones obvias, lo cual podía estar penalizando al grupo de no bebedores. Además, también en bastantes trabajos no se habían tenido en cuenta el efecto de otras variables de confusión, tales como el tabaco.

Así que tras este escrutinio, en una segunda fase del metaanálisis seleccionaron las investigaciones más rigurosas y compararon el riesgo de mortalidad entre los no bebedores (reales) y los bebedores con moderación. Y en este caso las diferencias se redujeron sustancialmente, hasta el punto de convertirse en prácticamente no significativas. Y beber con moderación dejaba de ser algo especialmente saludable.

Poco después de esta revisión se dieron a conocer otros trabajos que llegaban a similares conclusiones. Por ejemplo, los autores del metaanálisis *"Alcohol Consumption and Mortality From Coronary Heart Disease: An Updated Meta-Analysis of Cohort Studies"* (2017) escribieron lo siguiente en sus conclusiones:

"El análisis agrupado de todos los estudios identificados sugirió una asociación entre el consumo de alcohol y un riesgo reducido de enfermedad cardiovascular. Sin embargo, esta asociación no se observó en estudios de personas de 55 años o menos al inicio del estudio, en estudios de mayor calidad o en estudios que controlaron la salud cardíaca. La aparición de cardioprotección entre las personas mayores puede reflejar sesgos sistemáticos de selección que se acumulan a lo largo de la vida".

Es muy probable que en el futuro este enfoque más riguroso y sistemático de analizar los riesgos del alcohol dé lugar a más investigaciones que no detectan beneficios al consumo moderado. Pero, de cualquier forma y yendo más allá del alcance de estos estudios, conviene recordar unos cuantos datos que los vendedores de los beneficios del alcohol suelen olvidar mencionar.

Por ejemplo, según la OMS la mortalidad anual atribuible al consumo de alcohol es de 3,3 millones de personas en el mundo. También según un informe de 2014 de esta entidad, el alcohol produce la muerte de uno de cada siete hombres y una de cada trece mujeres en Europa, siendo responsable del 3,6% de los fallecimientos en España. Asimismo, también se relaciona con el riesgo de desarrollar más de 200 enfermedades. Según el estudio *"2010 National and State Costs of Excessive Alcohol Consumption"* (2015), el exceso de alcohol supone un sobrecoste de unos 250.000 millones anuales a las arcas de EEUU, sobre todo debido al descenso de la productividad y a los efectos negativos en la salud.

Respecto a España. el estudio, *"Impacto social del consumo abusivo de alcohol en el estado español. Consumo, coste y políticas"* (2007), concluyó que *"el coste directo sanitario y el coste indirecto de las enfermedades total y parcialmente atribuibles al consumo de alcohol en el año 2007 fue de 2.669 millones de euros"*. El estudio también español *"Alleged drug-facilitated sexual assault in a Spanish population simple"* (2016) concluyó que la ingesta de alcohol había estado implicada en tres cuartas partes de las agresiones sexuales.

Por su parte, la Dirección General de Tráfico comunicó que aproximadamente un tercio de los conductores fallecidos durante el año 2015 conducían ebrios, presentando muchos de ellos tasas de alcoholemia muy superiores a la permitida. Y la cuarta parte de los peatones que habían perdido la vida también.

Además, vuelvo a repetir que, por principio y sentido común, es bastante poco razonable promover el consumo de sustancias adictivas, pensando que añadiendo la coletilla "si se hace con moderación" le libera a uno de la responsabilidad de recomendar algo que puede ser peligroso. La aceptación social del consumo de alcohol es tal que nos dificulta poder ver la incoherencia en la que se suele caer ¿Acaso sería razonable hacerlo con otras sustancias como el tabaco o la cocaína?

Por ejemplo, ¿cómo le suenan estas frases?

"El que no quiera, no pueda o no sepa fumarse un cigarrillo con la comida que no se lo fume pero que no nos amenace a los demás que sí sabemos y podemos"

"Por suerte para la humanidad, el consumo excesivo de cocaína sólo afecta a una mínima parte de los que la consumen, y prácticamente a nadie de los que la consumen de manera juiciosa, en cantidad moderada y con los amigos"

Absurdas, ¿no cree? Pues le informo que ambas han sido copiadas literalmente del texto de un conocido médico e investigador, defensor del "consumo moderado" de cerveza, refiriéndose a esta bebida.

Considerando que estamos hablando de la salud, también podemos comprobar el escaso fundamento de este tipo de argumentos aplicándolos a otros hábitos. Hagamos la prueba:

"Por suerte para la humanidad los heridos por no llevar cinturón de seguridad solo son una mínima parte de los que conducen, y prácticamente ninguno de los que conducen de manera juiciosa, a velocidad moderada y para desplazarse al trabajo"

Creo que no hacen falta comentarios.

Otro argumento habitual entre los defensores del consumo moderado es el asociar el alcohol a la felicidad. Por ejemplo, el siguiente texto esta extraído de otro texto del anteriormente citado médico defensor de la cerveza:

"Compárese la situación de sociedades, pueblos o circunstancias en las que no se consume alcohol con las de aquellas otras en las que dichas bebidas forman, y han formado siempre parte, de su estilo de vida habitual. El alcohol es un problema de salud pública y la ausencia de alcohol también".

No voy a rebatir la posibilidad de pasarlo bien con el consumo de alcohol, pero esa asociación directa que hace con el bienestar o la felicidad es falaz. Veamos algunos datos.

A continuación enumero la lista de los 20 países con mayor bienestar y felicidad de sus ciudadanos, ordenados de mayor a menor (según el índice calculado en el *World Happiness Report* 2016):

Dinamarca, Suiza, Islandia, Noruega, Finlandia, Canadá, Holanda, Nueva Zelanda, Australia, Suecia, Israel, Austria, EEUU, Costa Rica, Puerto Rico, Alemania, Brasil, Bélgica, Irlanda, Luxemburgo.

Y ésta es la lista de los 20 países que más alcohol consumen (Wikipedia):

Bielorrusia, Moldavia, Lituania, Rusia, Rumanía, Ucrania, Andorra, Hungría, república Checa, Eslovaquia, Portugal, Serbia, Grenada, Polonia, Latvia, Finlandia, Corea del Sur, Francia, Australia, Croacia.

¿Usted es capaz de ver alguna relación entre el consumo de alcohol y el bienestar y la felicidad? Solo he incluido los 20 primeros países en cada una de las listas por cuestión de espacio, pero las fuentes originales incluyen muchos más países, en los que tampoco se puede apreciar esta relación.

De cualquier forma, para aclarar dudas sobre este tema, los autores del estudio *"Does Drinking in Moderation Lead to Higher Life Satisfaction?"* (2017), analizaron la relación entre el consumo de alcohol y la felicidad y concluyeron lo siguiente:

"La correlación positiva entre el consumo moderado de alcohol y la satisfacción con la vida parece ser en gran parte debido a que los individuos felices tienden a beber con moderación, y no al contrario."

También la investigación *"Functional Benefits of (Modest) Alcohol Consumption"* (2017) aportó buenas pistas al respecto, ya que concluyó que la clave podía no estar en el alcohol, sino en las relaciones sociales que se practican en los locales en los que se suele ir a beber, que podían tener parte de responsabilidad en la aportación de bienestar y efectos positivo para la salud.

En definitiva, creo que queda bastante claro que, viendo la evidencia más actual, recomendar activamente el consumo moderado de alcohol podría considerarse, en el mejor de los casos, infundado. Y en el peor de ellos, irresponsable.

Y si usted decide beber, mejor hágalo en pequeñas cantidades. Y tenga claro que lo hace porque le apetece o le gusta, pero no porque le vaya a aportar beneficios para la salud.

Porque, muy probablemente, eso no ocurrirá.

¿Las proteínas quitan el hambre?

Si tuviésemos que identificar el macronutriente que más ha polarizado las posiciones de figuras reconocidas del mundo de la alimentación y de las dietas, sin duda nos quedaríamos con las proteínas. Mientras que por un lado las grasas siguen acercándose al punto de ser exculpadas de todos los males relacionados con la salud y por otro los carbohidratos provenientes de alimentos refinados no paran de ganarse enemigos, el uso de las proteínas como elemento modulador en una dieta de pérdida de peso genera todo tipo de opiniones enfrentadas entre los expertos y gurús. Además de su conocido y superior efecto termogénico (es el macronutriente que, por unidad de peso, más energía necesita para metabolizarse, por lo que aumenta más el gasto energético), el argumento más habitual entre los defensores de que la regulación de la ingesta de proteínas puede ser una herramienta útil es su supuesta capacidad para aumentar la saciedad. Y lo cierto es que suelen acompañar estas afirmaciones referenciando ensayos en los que se identifica cierto nivel de eficacia para reducir la sensación de apetito y promover la plenitud. Aunque también es cierto que entidades oficiales como la EFSA en sus sucesivas revisiones no han considerado este tipo de evidencias como significativas.

Hemos tenido que esperar hasta el año 2016 para conocer el primer metaanálisis sobre el tema. Que se publicó en la revista oficial de los dietistas norteamericanos, así que es de suponer que los revisores lo miraron con lupa. Se trata de "*The Effects of Increased Protein*

Intake on Fullness: A Meta-Analysis and Its Limitations" (2016) y es destacable porque sus autores fueron especialmente exigentes en la selección de los estudios. Según cuentan en el documento original, de las más de mil investigaciones identificadas en un primer momento, finalmente solamente pudieron incluir en la revisión cinco de ellas. Las razones de esta amplia criba fueron los nueve requisitos que debían cumplir todos los estudios, sin excepción:

1. Realizado con personas.

2. Participantes sanos (sin enfermedades crónicas).

3. Estudio de intervención.

4. Intervención dietética utilizando proteína intacta (no suplementos de aminoácidos específicos).

5. Consumo oral.

6. Diseño con precarga (comer proteínas antes de una comida).

7. Medición de la plenitud (fullness).

8. La plenitud se mide con método de área bajo la curva (AUC).

9. La plenitud se reporta de 2 a 4 horas después de la precarga.

Para los más curiosos: el método AUC se realiza midiendo la plenitud varias veces y cada cierto tiempo, normalmente en una escala de 0 a 100. El resultado, representado gráficamente, es una curva, de la cual se puede medir el área. Cuantos mayores valores de plenitud se hayan obtenido, mayor será el área de debajo de la curva.

Pues bien, esta es la traducción de las conclusiones de los autores:

"Tomados en conjunto, los resultados de este análisis apoyan la idea de que la proteína se asocia con mayores valores de plenitud en adultos sanos. Estos hallazgos podrían ser prometedores para recomendaciones terapéuticas y preventivas para gestionar la

plenitud y quizás la ingesta de energía y el peso corporal. Sin embargo, estos resultados deben interpretarse con cautela, ya que el análisis se llevó a cabo en un subconjunto muy limitado de literatura publicada, que puede ser o no representativa de la totalidad de la ciencia. Los metaanálisis puede proporcionar información útil, pero tienen limitaciones importantes que deben complementarse con otros enfoques (por ejemplo, estudios observacionales, a más largo plazo, modelos mecanicistas en animales y humanos, ensayos controlados aleatorios, y exámenes analíticos) que permitan llegar a conclusiones fiables acerca de la eficacia y la efectividad de una mayor ingesta de proteínas con respecto a la sensación de apetito, el consumo de energía y la composición corporal".

Ahí quedan, unas conclusiones que serán de especial interés sobre todo para los más escépticos.

O no…

¿La proteína animal es menos saludable que la vegetal?

Uno de los efectos colaterales de los resultados de estudios que relacionan el consumo de carne roja y procesada con mayor riesgo para ciertas enfermedades es la devaluación de las proteínas animales. Aunque, en general, los alimentos ricos en proteínas de origen animal son más capaces de aportar aminoácidos esenciales, con frecuencia son criticados por esta razón. Pero conviene recordar que las proteínas animales no solo están presentes en la carne roja, también podemos ingerirlas gracias a las aves de corral y el pescado, que casi siempre se asocian a menores riesgos para la salud.

Lo cierto es que hasta hace poco nunca se había realizado de forma rigurosa esta comparación en ningún estudio epidemiológico, lo cual permitía todo tipo de debates basados–en–creencias, sobre todo entre simpatizantes del vegetarianismo y seguidores de las dietas tipo paleo. Hasta que en el año 2016 se publicó el primero de ellos.

La investigación se tituló "*Association of Animal and Plant Protein Intake With All-Cause and Cause-Specific Mortality*" (2016) y su repercusión fue relativamente razonable, ya que venía firmada por importantes y conocidos investigadores sobre nutrición, como los primeros espadas de Harvard Walter Willett y Frank Hu, así como por el popular experto italiano Valter Longo. Y dio lugar a una buena cantidad de titulares llamativos e incluso un poco alarmistas, ya que en muchos de ellos se afirmaba que esta investigación había demostrado que la ingesta de proteína animal aumentaba el riesgo de mortalidad y la proteína vegetal lo reducía.

Pero lo cierto es que en este caso todos esos titulares se dejaron en el tintero algunos detalles que a continuación voy a comentar.

El trabajo se basaba de nuevo en la explotación de los datos de dos grandes estudios epidemiológicos observacionales realizados por Harvard (*Nurses Health Study* y *Health Professionals Follow-up Study*), con más de 130.000 participantes y más de 30 años de seguimiento. Unos números realmente importantes. Y si nos fijamos en las propias conclusiones de los autores, la cosa parecía clara, ya que fueron bastante categóricos al redactarlas:

"Una elevada ingesta de proteína animal se asoció positivamente con la mortalidad y una ingesta elevada de proteína vegetal se asoció inversamente con la mortalidad, especialmente entre individuos con al menos un factor de riesgo en el estilo de vida."

Pero en el documento original se incluyen un par de tablas que resumen todos los resultados y los análisis realizados. Y si las analizábamos detenidamente, podíamos identificar cosas bastante interesantes.

Por ejemplo, confirmando las conclusiones de los autores, se apreciaba que en el grupo de mayor ingesta de proteínas aparecía un aumento del riesgo relativo para mortalidad cardiovascular (1.09, es decir, un 9%). Un valor pequeño, pero significativo. Aunque en el resto de tipos de mortalidad (total, cáncer y otros tipos) el aumento de riesgo era aún menor (2-3%) o incluso no existía.

Algo parecido ocurría con el riesgo medio para todos los grupos de ingesta y cada tipo de mortalidad, solo con resultados significativos en mortalidad cardiovascular y, de cualquier forma, pequeños.

Si leíamos el documento completo, había algunas ideas que aportaban aún más matices a estas conclusiones. Por ejemplo, este párrafo es una traducción de un texto del apartado "resultados":

"La ingesta de proteína animal se asoció débilmente con una mayor mortalidad, especialmente con mortalidad cardiovascular, mientras que la proteína vegetal se asoció con una menor mortalidad. Esta asociación se limitó a los participantes con al menos un factor de riesgo entre tabaquismo, exceso de alcohol, sobrepeso o inactividad física, pero no fue evidente entre aquellos que no presentaban ninguno de estos factores."

Lo que los autores nos estaban diciendo en este párrafo era que al hacer un análisis segmentado, dividiendo a las personas en dos grupos, uno de ellos el "muy saludable", en el que sus miembros no fumaban, no bebían en exceso, no tenían sobrepeso (IMC mayor 25) y estaban activos (más de 150 minutos por semana) y otro el "menos saludable", en el que sus miembros no cumplían una o más de las cuatro condiciones anteriores, los resultados eran diferentes. Y que el aumento de la mortalidad asociado a una mayor ingesta de proteína animal únicamente era aplicable al grupo "menos saludable" (que era mayoría, todo sea dicho).

¿Y qué pasaba entre el grupo de los "más saludables"? Pues que los que más proteínas animales consumían presentaban un riesgo relativo incluso menor, tanto para la mortalidad cardiovascular como para la general. El colectivo que menos riesgo de mortalidad cardiovascular presentaba era el que consumía una cantidad intermedia de proteínas, entre el 12-15% de la energía. Y la asociación final entre la ingesta de proteína animal y la mortalidad era inversa, es decir, que menos proteína se asociaba a más riesgo.

Justo lo contrario de lo que se había dicho en todos los titulares.

Pero esperen, que aún hay más.

Los autores también incluyeron el siguiente párrafo:

106

"La asociación positiva con la mortalidad global para la proteína animal y la inversa para la proteína vegetal estuvo restringida al grupo con estilo de vida menos saludable, aunque la asociación no fue estadísticamente significativa."

Es decir, que la relación positiva en el grupo "menos saludable" además resultó que no era estadísticamente significativa.

En resumen, los resultados del estudio respecto a la ingesta de proteína animal vs vegetal podían resumirse así:

1. Al hacer un análisis global, se encontró un pequeño aumento de la mortalidad cardiovascular.

2. Al hacer un análisis segmentado en dos grupos según su estilo de vida, el aumento solo se observó en el grupo menos saludable, que además no llegó a ser estadísticamente significativo.

3. En el grupo más saludable no se observó un aumento del riesgo, más bien al contrario.

Teniendo en cuenta todo esto, ¿usted cree que las conclusiones generales de los autores y los titulares fueron rigurosos y justificados?

Soy admirador y seguidor del enorme trabajo de Harvard en torno a la nutrición, pero también opino (sí, esto es una opinión muy personal y discutible) que a veces han forzado las interpretaciones de sus investigaciones en favor de limitar las proteínas animales (y, sobre todo, limitar el consumo de carne), yendo algo más allá de lo que dicen las pruebas objetivas.

Por otro lado, otros autores de este trabajo han mostrado sus ideas anti-carne en más de una ocasión y son conocidos sus intereses particulares, no demasiado compatibles con la objetividad. Por ejemplo, el citado Valter Longo forma parte de una empresa (L–

nutra) que vende suplementos vegetales que prometen muchos beneficios.

Y, como siempre, conviene recordar que, dado que se trataba de un estudio observacional y que los riesgos absolutos eran pequeños (hablamos de diferencias máximas de un 10%, de riesgo relativo, cerca de la significación estadística), la posible influencia de las variables de confusión nunca era descartable. Los propios autores lo mencionaron al final del estudio, aunque intentaron minimizar esta posibilidad con unos argumentos bastante confusos.

Pero espere, que poco después conocimos otros resultados interesantes.

Tan solo unas pocas semanas más tarde se publicó otro studio sobre las proteínas y la salud, "*Diets higher in animal and plant protein are associated with lower adiposity and do not impair kidney function in US adults*" (2016). En éste los autores analizaron las estadísticas oficiales norteamericanas (NHANES) de 2007 a 2010 sobre más de 10.000 personas y estudiaron la relación entre el consumo de proteína animal, la vegetal y la grasa abdominal.

La ingesta de ambas se asoció a menor adiposidad, sin diferencias apreciables. Ninguna parecía ser "mejor" que la otra.

Finalmente, ya en 2017, llegó la primera revisión sistemática sobre el tema, aunque algo más concreta, analizando la relación entre las proteínas vegetales y animales con indicadores asociados al síndrome metabólico (colesterol, hipertensión, glucosa y peso corporal), "*A Systematic Review of the Effects of Plant Compared with Animal Protein Sources on Features of Metabolic Syndrome (2017)*". Los autores encontraron alguna evidencia de la asociación favorable del consumo de proteínas vegetales ricas en isoflavonas con el colesterol y la hipertension, pero no con la glucosa ni la composición corporal.

En definitiva, de momento yo no me atrevería a afirmar que ningún tipo de proteína, en cantidades abundantes como las tomamos actualmente, sea superior a otra desde la perspectiva de la salud.

Ya veremos lo que dicen futuras investigaciones…

¿Qué características nutricionales generales tienen las llamadas "leches vegetales"?

Uno de los productos del que más variedad podemos encontrar en el supermercado es la leche. Los fabricantes han sido capaces de crear tantos nichos de mercado en torno a este alimento que hoy en día resulta hasta complicado localizar la leche entera normal en una gran superficie. Desde las clásicas desnatadas y semidesnatadas, pasando por las fortificadas con todo tipo de vitaminas o con otros nutrientes de supuestos efectos beneficiosos para la salud, hasta las que prescinden de algún componente (como la lactosa).

Junto a estos productos también podemos encontrar las (mal) llamadas "leches vegetales", que normalmente se eligen como sustitutos de la leche real y que realmente son preparados acuosos a los que se les ha añadido cierta cantidad de algún producto vegetal, junto con otros componentes.

Pero ¿qué nutrientes tienen realmente estos preparados? ¿Son comparables a la leche?

En el trabajo "*Evaluation of Physicochemical and Glycaemic Properties of Commercial Plant-Based Milk Substitutes*" (2016) se incluyó información de una buena cantidad de estos productos. A continuación puede ver una tabla que resume los datos principales:

Base	Nombre	Prot	Grasa	Almid	Azúcar	IG	CG
Almendra	Almond MLK	2,11	4,4	0,06	0,58	58,68	0,94
Almendra	Almond original	0,41	1,18	0,06	3,69	49,1	4,6
Almendra	Organic almond drink	0,95	3,69	0,07	0,16	64,21	0,37
Almendra	Carob almond MLK	2,4	3,35	0,07	4,58	54,33	6,32
Anacardo	Organic cashew drink	0,87	2,5	0,73	2,87	52,82	4,76
Coco	Coconut original	0,08	0,84	0,13	1,86	96,82	4,81
Avellana	Hazelnut original	0,6	1,56	0,04	3,09	55,76	4,37
Cáñamo	Hemp milk unsweetened	0,08	2,44	0,05	0,09	59,94	0,21
Macadamia	Organic macadamia drink	0,29	2,62	0,21	2,79	49,47	3,71
Avena	Organic oat drink	0,7	0,38	2	3,35	59,61	7,98
Quinoa	Quinoa drink	0,22	2,32	0,19	3,2	53,28	4,51
Arroz	Organic rice drink natural	0,32	0,85	0,54	7,02	97,74	18,33
Arroz	Organic brown rice drink	0,07	0,95	1,17	5,58	99,96	16,85
Soja	Organic soya drink, calcium	2,72	2,11	0,1	2,43	47,53	3,01
Soja	Plain UHT organic soya drink	3,7	2,04	0,11	0,88	54,02	1.24
Soja	Soya organic, wholebean	3,16	1,77	0,1	0,36	49,49	0,57
Soja	Soya original	2,61	1,48	0,08	3,09	61,5	4,87
Leche	Pasteurised and homogenised	3,7	3,28	0,06	3,38	46,93	4,03

Como puede observar, aportaba información sobre los macronutrientes principales (en %), así como el índice y la carga glucémica (calculados mediante modelos in vitro). Y los valores de la leche de verdad a final de la lista, para poder hacer comparaciones y sacar conclusiones en función de nuestras prioridades y circunstancias.

Si le interesa el tema, le animo a leer y analizar detenidamente los datos. A mí me han llamado la atención las importantes diferencias entre unos y otros, la pobreza nutricional de algunos casos y la cantidad significativa de azúcar de otros. Y, sobre todo, el valor medio–alto del índice glucémico, sobre todo para las bebidas de arroz y coco.

Aunque recuerde que hay muchos más nutrientes que los aquí presentados en los que la leche "real" es superior.

Por cierto, poco después de este estudio se publicó otro en el que se estudió la relación entre el consumo de este tipo de productos en niños y su altura, *"Association between noncow milk beverage consumption and childhood height"* (2017). Y los resultados no fueron nada positivos, ya que aquellos que los tomaban en mayor cantidad presentaron menor altura.

Para reflexionar…

¿Hay diferencias entre los nutrientes de los frutos secos?

Está claro que los frutos secos están de moda. En pocos años han pasado de ser villanos, por su elevada aportación calórica, a convertirse en los héroes del snack, ya que como vimos en el primer volumen, los últimos estudios no hacen más que encontrar beneficios a su consumo habitual. Incluso aquellos que han analizado su influencia en el peso corporal, los resultados son siempre positivos, a pesar de las temidas calorías. Las que se asignan a los frutos secos es un tema sobre el que hay bastante controversia, ya que es probable que nos aporten menos energía de lo que se suele presuponer debido a laboriosa que resulta su digestión.

No es que yo sea muy amigo del *nutricionismo*, pero sé que para algunos la información nutricional es especialmente interesante. Y que puede ser útil cuando es necesario diseñar de forma muy precisa una dieta o hacer especial hincapié en algún nutriente en concreto. Así que he pensado que podía ser buena idea comparar las diferencias en este sentido entre los frutos secos más habituales, para poder comprobar que no todos son iguales y que quizás prefiramos elegir unos u otros en función de estos datos.

A continuación puede encontrar una relación completa en forma de tabla, con cantidades expresadas en gramos (si no se especifica otra cosa), por cada 100 gramos del fruto seco crudo:

	Anacardos	Almendras	Avellanas	Nueces	Macadamia	Pistachos	Cacahuetes
Calorías	553	575	628	654	718	557	567
Proteínas	18,2	21,2	15	15,2	7,9	20,6	25,8
Carbohidratos	32,7	21,7	16,7	13,7	14,2	28	16,1
Fibra	3,3	12,2	9,7	6,7	8,6	10,3	8,5
Almidón	23,5	0,7	0,5	0,1	1,1	1,7	0
Azúcar	5,9	3,9	4,3	2,6	4,6	7,6	4
Grasas	43,8	49,4	60,7	65,2	75,8	44,4	49,2
Saturadas	7,8	3,7	4,5	6,1	12,1	5,4	6,8
Monoinsat	23,8	30,9	45,7	8,9	58,9	23,3	24,4
Poliinsat. O-3	0,062	0,006	0,087	9,079	0,206	0,254	0,03
Poliinsat. O-6	7,782	12,065	7,832	38,09	1,296	13,2	15,55
Ratio O3/O6	0,008	0,000	0,011	0,238	0,159	0,019	0,002
Minerales (mg)							
Ca	37	264	114	98	85	107	92
Fe	6,7	3,7	4,7	2,9	3,7	4,2	4,6
Mg	292	268	163	158	130	121	168
P	593	484	290	346	188	490	376
K	660	705	680	441	368	1025	705
Na	12	1	0	2	5	1	18
Zn	5,8	3,1	2,5	3,1	1,3	2,2	3,3
Cu	2,2	1	1,7	1,6	0,8	1,3	1,1
Mn	1,7	2,3	6,2	3,4	4,1	1,2	1,9
Se (mcg)	19,9	2,5	2,4	4,9	3,6	7	7,2
Vitaminas							
A (IU*)	0,01	1	20	20	0,01	553	0
C (mg)	0,5	0	6,3	1,3	1,2	5	0
E (mg)	0,9	26,2	15	0,7	0,5	2,3	8,3
K (mcg)	34,1	0	14,2	2,7	0	0	0
B1 (mg)	0,4	0,2	0,6	0,3	1,2	0,9	0,6
B2 (mg)	0,1	1	0,1	0,2	0,2	0,2	0,1
B3 (mg)	1,1	3,4	1,8	1,1	2,5	1,3	12,1
B6 (mg)	0,4	0,1	0,6	0,5	0,3	1,7	0,3
Folato (mcg)	25	50	113	98	11	51	240
B12 (mcg)	0	0	0	0	0	0	0
B5 (mg)	0,9	0,5	0,9	0,6	0,8	0,5	1,8

Puestos a identificar algunas diferencias dignas de comentar, yo me quedaría con las siguientes:

- Las nueces aportan la mayor cantidad de ácidos grasos polinnsaturados, destacando sobre todo en su cantidad de ácidos grasos O-3 y su mayor ratio O3/O6.

- Las nueces de macadamia y las avellanas aportan el mayor porcentaje de ácidos grasos monoinsaturados.

- Los pistachos, con gran diferencia, son los que aportan más vitamina A.

Con todos estos datos, la elección está en sus manos.

En mi opinión, todos los frutos secos tienen cantidades interesantes de muchos nutrientes, con variaciones que en general no creo que sean demasiado significativas, sobre todo considerando que probablemente en su efecto sobre nuestro cuerpo tengan influencia otros factores que son más importantes, como el resto de la dieta, la capacidad de digestión y absorción de cada uno de ellos, la interacción entre diferentes componentes, etc.

Respecto a la cantidad de grasas, tanto las totales como incluso las saturadas, no deberían influirnos negativamente, ya que no hay ningún estudio que nos pueda hacer pensar que en este caso afecten a la salud. Así que es razonable inclinarse por un "mix" y comerlos de forma variada, ya sea mezclados o alternándolos con frecuencia. Lo que puede ayudar a evitar el aburrimiento.

Le vuelvo a recordar que los datos se refieren a los alimentos crudos, sin tostar, freír ni sal añadida, procesos que modifican de forma significativa (y desfavorable) su composición. Y, por otro lado, el cacahuete realmente es una leguminosa, sin embargo lo he incluido en el listado porque con frecuencia suele consumirse de forma conjunta con los frutos secos.

¿Beber agua ayuda a adelgazar?

Los primeros estudios sobre la influencia de la ingesta del agua en la gestión del peso corporal resultaban bastante prometedores. No es difícil encontrar investigaciones de hace años sobre el efecto que produce el agua en relación a la saciedad y la cantidad de alimentos ingerida, especialmente antes de comer, con conclusiones favorables:

- *Water consumption increases weight loss during a hypocaloric diet intervention in middle-aged and older adults (2010)*

- *Water consumption reduces energy intake at a breakfast meal in obese older adults (2008)*

- *Pre-meal water consumption reduces meal energy intake in older but not younger subjects (2007)*

Pero como usted ya sabe, es más fiable esperar a la realización de revisiones sistemáticas, en las que se recopilen y analicen los estudios existentes sobre un tema concreto, para sacar conclusiones mínimamente fiable.

Probablemente la primera fue "*Impact of water intake on energy intake and weight status: a systematic review*" (2010), en la que se identificaron beneficios a su consumo, sobre todo al comparar la ingesta de agua con la de refrescos azucarados. Poco después vio la luz otra , "*Association between water consumption and body weight outcomes: a systematic review*" (2013), publicada en American Journal of Clinical Nutrition, en la que los autores concluyeron que "*en los estudios de personas individuales que hacen dieta para perder peso o mantenerlo, el aumento del consumo de agua sugiere un efecto de pérdida de peso*". Pero matizaban que "*en el caso de los estudios más generales en los que se mezclan personas de todo tipo de peso, los resultados son inconsistentes*", por lo que podíamos interpretar que la cosa tampoco era para echar cohetes.

Otra revisión interesante y con un enfoque diferente fue la publicada unos años después, en 2016. El trabajo se tituló "*Negative, Null and Beneficial Effects of Drinking Water on Energy Intake, Energy Expenditure, Fat Oxidation and Weight Change in Randomized Trials: A Qualitative Review*" (2016) y analizó el efecto de beber agua en la ingesta de energía, el gasto energético y la oxidación de grasas, en diversas situaciones, centrándose en los resultados conseguidos en ensayos de intervención. Además, proponía diversas hipótesis para explicar las razones bioquímicas y metabólicas que podrían explicar los resultados obtenidos.

Vamos a ver este trabajo con más detalle, porque tiene su miga.

El autor de la revisión decidió ir agrupando y resumiendo toda la información disponible, con objeto de identificar las claves y los solapamientos y llegar a interpretaciones clínicas más útiles: resultados de las intervenciones en función de si tenían un efecto positivo, negativo o nulo en la ingesta de energía, en el gasto energético (consumo de oxígeno) y en la oxidación de grasas, así como ensayos y resultados en los que se modificaba una sola variable por un lado y ensayos y resultados en los que se modificaban varias variables por otro.

En base a todo este análisis segmentado, el autor identificó las condiciones en las que la ingesta de agua se asociaba a resultados favorables relacionados con el peso corporal, es decir, la situación en la que este hábito podría ayudar a reducir la ingesta de energía,

117

aumentar el gasto energético o incrementar la oxidación de grasas. El resultado puede verlo resumido en la siguiente tabla:

Efecto de la ingesta de agua	Condiciones	Intervención
Menor ingesta energía	Comida ad–libitum	Agua vs bebidas calóricas
Mayor oxidación grasas	En reposo o baja actividad, baja insulina	Agua vs bebidas calóricas
Mayor gasto energético	Obesos, ayuno, reposo, >500 ml, baja insulina	Agua vs no beber
Mayor oxidación grasas	Ayuno, reposo, >500 ml, baja insulina	Agua vs no beber

Ventajas de beber agua en peso corporal

Para tener otra perspectiva, también incluyó un resumen de los efectos y resultados a largo plazo - siempre según los ensayos identificados - que se podría traducir de la siguiente forma:

Intervención	Condiciones	Efecto
Beber agua vs bebidas azucaradas	Comida ad–libitum, ejercicio habitual, todos los sujetos	Sin efecto
Beber agua vs bebidas calóricas	Restricción de comida	Sin efecto
Beber agua vs bebidas calóricas	Comida ad–libitum, ejercicio habitual, todos los sujetos	Menor ganancia de peso
Más de 1 litro/día vs menos de 1 litro/día	Dieta hipocalórica o bajo IG, baja insulina, ejercicio habitual, obesos	Mayor pérdida de peso

Efectos en peso corporal a largo plazo de beber agua

El autor resumió toda esta información con las siguientes directrices y explicaciones relativas a la ingesta de agua y el peso corporal para dos situaciones en las que esta práctica podía ser de utilidad:

"Primera: Sustitución de todo tipo de bebidas calóricas por agua en individuos que no están a dieta y que comen ad-libitum (sin restricción) siguiendo una dieta baja en grasa o baja en índice glucémico (IG) y manteniendo bajo o moderado nivel de actividad física. Bajo estas condiciones la hipótesis es que se prevendría el aumento de peso a través de la disminución de la ingesta de bebidas y de la energía total y el aumento de la oxidación de grasas, permitiendo quemar la grasa que se consume en cada comida antes de su próxima comida, incluso estando en reposo durante el período postprandial . Cuando el agua se consume en lugar de una bebida calórica con alimentos de bajo índice glucémico, el aumento postprandial de la insulina en sangre es significativamente más pequeño y de menor duración.

Segunda: Aumento de la ingesta de agua en más de un litro al día en personas con sobrepeso u obesos con dieta restrictiva, hipocalórica y/o de bajo IG que disminuya los niveles de glucosa e insulina en sangre. En, esta situación la hipótesis es que se aceleraría la pérdida de peso mediante el aumento del gasto energético y/o la oxidación de grasas al reducir el estrés osmótico en las células, mejorar la resistencia a la insulina, reducción de la gluconeogénesis y/o mejora de la gestión de la glucosa postprandial. Debido a que el déficit calórico está predefinido y es conscientemente mantenido, no se espera que los efectos del agua sobre la pérdida de peso observados en esta condición se deban a un cambio en la ingesta total de energía. Los siguientes estados favorecen la oxidación de grasas: el ayuno, célula hidratada, sin limitación de oxígeno, niveles bajos de cortisol/estrés y ejercicio de moderada o baja intensidad."

Respecto a las situaciones en las que la ingesta de agua no se relacionaba con el peso corporal, el autor concluyó lo siguiente:

"A corto plazo se observa un efecto nulo del agua respecto a la ingesta energética cuando el agua no sustituye a las bebidas calóricas, cuando se consume en lugar de bebidas light comiendo ad-libitum, cuando se ofrece en lugar de bebidas calóricas a personas a dieta y cuando se ofrece con alimentos no preferidos a los niños pequeños. El agua tiene un efecto nulo sobre el gasto de energía para las personas con peso normal, pudiendo alterar la distribución de combustible en lugar del gasto energético. El agua no aumenta la oxidación de grasas durante el ejercicio de alta intensidad, cuando predominan el metabolismo anaeróbico y la oxidación de carbohidratos. El agua no aumenta la oxidación de grasa cuando se consumen alimentos de alto índice glucémico en condiciones de reposo, debido a que los aumentos de glucosa en sangre y la insulina suprimen la oxidación de las grasas. Cuando se consumen alimentos de alto índice glucémico, las concentraciones de insulina postprandial no varían significativamente según el tipo de bebida. El agua no aumenta la oxidación de grasas cuando el volumen que se consume es de menos de 0,5 litros y/o existe algún indicio de deshidratación celular (elevada osmolaridad en sangre u orina), en condiciones de ayuno, en reposo o al practicar ejercicio de baja o moderada intensidad.

A largo plazo las condiciones asociadas con efectos nulos sobre el cambio de peso son similares a las del corto plazo. Los ensayos no han reportado ningún efecto en el cambio de peso cuando no se reemplazan todas las bebidas calóricas, cuando la condición de control o de referencia no es una bebida calórica, cuando hay una baja ingesta de partida de bebidas azucaradas, cuando las bebidas calóricas no cambian como resultado de la intervención, cuando los participantes han restringido la ingesta de alimentos y cuando el volumen de agua no es suficiente para diluir la orina. Es preocupante que las recomendaciones de beber agua para el control de peso en los Estados Unidos aboguen por condiciones que se asocian con un efecto nulo."

En resumen, parece que todavía quedan bastantes detalles por concretar respecto a la utilidad del agua en el control del peso, pero de cualquier forma, parece que sus efectos son prometedores, sin ser milagrosos, claro. Si el agua sustituye a las bebidas calóricas en personas que siguen una dieta saludable, parece que funciona. Y si su ingesta aumenta al menos en un litro diario por parte de personas con sobrepeso y que están a dieta, también. En otras situaciones, la cosa no está tan clara.

Y una vez más podemos comprobar que las cosas son bastante menos sencillas de lo que a todos nos gustaría.

¿La dieta cetogénica cura el cáncer?

Las dietas cetogénicas son aquellas en las que se restringe severamente la cantidad de carbohidratos, lo que provoca que, como veremos más adelante, nuestro cuerpo utilice otras rutas y procesos metabólicos diferentes a los de la oxidación de la glucosa para la obtención de la energía. Este tipo de dietas son sobre todo conocidas por su eficacia para perder peso, especialmente a corto-medio plazo. Pero lo que quizás no todo el mundo sabe es que también despiertan interés en otros ámbitos terapéuticos. El más investigado es el tratamiento de la epilepsia, ya que desde hace décadas se sabe que ayudan a reducir significativamente los ataques. No funciona en todos los casos, pero cada poco tiempo se publican estudios con resultados positivos. La iniciativa Cochrane publicó una revisión sistemática sobre el tema: "*Ketogenic and other dietary treatments for epilepsy*" (2016), que llegó a las siguientes conclusiones:

"*Los ensayos controlados aleatorios muestran resultados prometedores para el uso de la dieta cetogénica (DC) en la epilepsia. Sin embargo, el número limitado de estudios, el tamaño pequeño de las muestras y su estudio solo en población pediátrica hacen que la calidad de la evidencia sea pobre.*

Se identificaron efectos adversos en todos los estudios y para todas las variaciones de DC, tales como trastornos gastrointestinales a corto plazo y complicaciones cardiovasculares a más largo plazo. Las tasa de abandono sigue siendo un problema en todas las DC y en todos los estudios, siendo las principales razones de abandono la falta de eficacia percibida y la intolerancia dietética.

No hay pruebas para apoyar el uso clínico de la DC en adultos con epilepsia, por lo tanto es necesaria investigación adicional."

Otras dietas más apetitosas, como la Dieta Atkins Modificada, pueden tener un efecto similar en el control de las crisis, pero esta hipótesis requiere de más investigación. Para las personas que tienen epilepsia médicamente intratable o casos en los que no es adecuada la intervención quirúrgica, una DC es una opción válida; Sin embargo, se requiere más investigación."

Como pueden apreciar, aunque los autores mantienen el habitual tono prudente y escéptico y recomiendan reforzar la evidencia, los resultados son bastante interesantes. Sin duda se irán aclarando durante los próximos años.

Pero el objetivo de este post es analizar la evidencia existente respecto a otra posible utilidad terapéutica de este tipo de dietas, el tratamiento del cáncer. Así que vamos allá.

La idea es considerar el tratamiento de esta enfermedad desde una perspectiva metabólica, centrándose en los mecanismos de las células tumorales para la obtención de la energía. Las hipótesis son diversas y no es momento ni lugar para profundizar en un tema tan complejo, pero podríamos resumirlo de la siguiente forma: debido a mutaciones del ADN mitocondrial y alteraciones en la expresión de proteínas mitocondriales, los expertos creen que se produce un aumento de la producción de especies reactivas de oxígeno durante la respiración mitocondrial, lo que supone que las células cancerígenas presentan un aumento de la dependencia del metabolismo de la glucosa. Y es aquí donde entrarían en juego las dietas cetogénicas, ya que son capaces de "obstaculizar" la respuesta a esta necesidad.

Como suele ocurrir con cualquier tema relacionado con el metabolismo, los planteamientos iniciales se han ido complicando con los años y hoy en día hay bastante interés en investigar aspectos muy concretos asociados a estas ideas. Si quieren profundizar, les recomiendo la revisión publicada en Nature Reviews Clinical Oncology, "*Cancer metabolism: a therapeutic perspective*" (2016). Pero independientemente de los mecanismos propuestos, en este caso me voy a limitar a resumir los resultados de las revisiones sobre la posible utilidad terapéutica de las dietas cetogénicas en el tratamiento del cáncer.

Una de ellas se publicó en la revista Medical Oncology, con el título "*Systematic review: isocaloric ketogenic dietary regimes for cancer patients*" (2017). Para intentar transmitir fielmente lo que dicen sus autores, he seleccionado y traducido unos cuantos fragmentos del texto original, en los que enumeran y describen los aspectos clave y los datos y conclusiones para cada uno de ellos:

"*Hasta la fecha, existen pocos ensayos clínicos con intervenciones mediante dieta cetogénica (DC) en pacientes con cáncer. (...) Cinco de ellos son casos clínicos, ocho son estudios prospectivos y dos son estudios retrospectivos. No se encontró ningún estudio con un diseño metodológico riguroso. En total, se han incluido 330 pacientes. Sin embargo, sólo 177 (53%) de estos pacientes siguieron una dieta cetogénica durante la duración del estudio. Sólo 67 de 177 (37% de los pacientes que siguieron la DC o el 20% de todos los pacientes incluidos en los estudios) logró adherirse a las recomendaciones dietéticas durante la duración del estudio. La duración de la intervención dietética oscila entre 3 horas de solución parenteral o, cuando se considera una dieta oral, de 4 días a 5 años y medio (un solo caso de un estudio retrospectivo). La intervención dietética duró 3 meses o más en sólo 6 de los 15 estudios.*

Los estudios están limitados por el tamaño de muestra y carecen de homogeneidad en el tipo, ubicación y estadio de cáncer, por lo que los resultados no pueden ser comparados. Además, a diferencia de los estudios previos realizados sobre epilepsia, los estudios sobre cáncer carecen de consistencia y no utilizan protocolos dietéticos estandarizados claramente comparables y consistentes. En algunos estudios, la dieta del paciente no fue supervisada por un dietista registrado. A los pacientes se les dieron instrucciones y un conjunto de folletos con recetas de muestra y datos alimentarios. Algunos estudios proporcionan protocolos detallados, que podrían ser replicados en futuras investigaciones; Sin embargo, no hay dos estudios que parezcan utilizar el mismo protocolo dietético. Algunos estudios usaron terapia nutricional de apoyo en forma de infusiones parenterales, que no pueden compararse con estudios que utilizan una dieta oral. Además, algunos estudios monitorizaron cetonas en muestras de sangre, mientras que otras midieron cetonas en la orina, o comparaban ambas.

La mayoría de los estudios evaluaron la factibilidad, la calidad de vida del paciente y la adherencia y no evaluaron los efectos antitumorales de la dieta. De los estudios que informaron observaciones antitumorales, podría deducirse una significación no estadística. Tan y Shalaby no observaron correlaciones entre la respuesta clínica y cetosis o glucemia. En contraste, Fine et al. detectaron que el grado de cetosis, pero no el déficit de calorías derivado de la restricción dietética o la pérdida de peso, se correlacionó con una enfermedad estable o remisión parcial basada en los resultados de diez pacientes. En el ensayo de Rossi et al, 9 de los 27 pacientes recibieron DC mediante nutrición parenteral. Para los 27 pacientes, incluidos los nueve que recibieron DC, no hubo diferencias significativas en el crecimiento tumoral. Champ et al. retrospectivamente investigaron 53 pacientes con glioma de alto grado tratados con quimiorradioterapia concurrente y/o quimioterapia adyuvante. En total, 6 de los 53 pacientes siguieron una DC sin complicaciones mayores, pero no se pudieron extraer conclusiones sobre la supervivencia o el crecimiento tumoral debido al pequeño número de pacientes. Schmidt et al. también informaron positivamente con respecto a la viabilidad y la calidad de vida en seis pacientes, pero de nuevo no se pudieron extraer conclusiones sobre la supervivencia o el crecimiento tumoral. Rieger et al. investigaron a 20 pacientes con glioma recurrente y concluyeron que la DC es factible y segura, pero que probablemente no tiene actividad clínica significativa cuando se utiliza como agente único.

(...) Los 15 estudios identificados en esta revisión utilizan diferentes variaciones de la DC, con protocolos inconsistentes y, a veces, mal descritos. Con la excepción de Branca et al, (...), no se proporcionó información sobre la suplementación de vitaminas o minerales. Esta falta de acuerdo claro en cuanto al protocolo dietético complica aún más los posibles puntos de comparación, especialmente con respecto a los efectos secundarios, la calidad de vida y la adherencia.

La baja adherencia de los pacientes también parece ser un problema, incluso en estudios con asesoramiento nutricional especializado. La baja tasa de aceptación de estas restricciones dietéticas apunta a efectos negativos sobre la calidad de vida. Estas barreras son similares al uso de la DC en el tratamiento de la epilepsia.

(...) Cabe destacar la posibilidad de eventos adversos debidos a la DC, así como el potencial aumento de los síntomas y efectos secundarios debidos a la enfermedad y al tratamiento convencional contra el cáncer (es decir, náuseas y cambios en el apetito). (...). En particular, los pocos efectos secundarios reportados entre los pacientes epilépticos también han sido lo suficientemente graves como para ser enumerados en las directrices como contraindicaciones. Particularmente entre los pacientes con cáncer, los efectos secundarios podrían no atribuirse al régimen dietético, y erróneamente podrían considerarse efectos secundarios de la terapia convencional o progresión de la enfermedad. (...). Por ejemplo, Klement y Sweeney no informan de efectos secundarios

adversos relacionados con la dieta, aunque dos pacientes experimentaron náuseas y cambios en el apetito, mientras que uno experimentó diarrea al final del ensayo. Por contra, Nebeling et al. reconocen los efectos secundarios y no recomiendan la DC para los pacientes que reciben radiación o quimioterapia y aquellos que tienen aversiones alimenticias, problemas renales y hepáticos, náuseas o vómitos.

Dado que los pacientes con cáncer son particularmente susceptibles a la desnutrición clínica significativa en forma de pérdida de peso, tanto de grasa como de masa muscular, este efecto secundario debe evaluarse más cuidadosamente antes de aplicar la dieta en entornos clínicos. Tan y Shalaby reportaron una pérdida de peso en el 73% de los participantes aunque la ingesta calórica no fue restringida. De hecho, observaron una pérdida media de peso de 1,5 kg después de sólo 2-3 días de dieta, y al final del estudio la pérdida media de peso para todos los sujetos fue de 7,5 ± 5,8 kg. Fine et al. tenían como objetivo una intervención dietética isocalórica, sin embargo, observaron un déficit calórico medio del 35% y una pérdida de peso del 4%, llevándoles a plantear la cuestión de si la restricción calórica desempeñó un papel en sus hallazgos.

Contrastando con el considerable interés por parte de investigadores, médicos y medios de comunicación por su posible papel en los tratamientos contra el cáncer, no hay evidencia sobre los beneficios de la dieta cetogénica respecto al desarrollo y la progresión del tumor, así como la reducción de los efectos secundarios de la terapia del cáncer. Son necesarios ensayos clínicos más robustos y consistentes que investiguen grupos de pacientes comparables con una metodología comparable, protocolos dietéticos y resultados consistentes, antes de que la DC pueda recomendarse como tratamiento único para el cáncer o como terapia adyuvante. Deben priorizarse los ensayos aleatorios bien diseñados con un grupo de control y los posibles efectos secundarios

- incluyendo la pérdida de peso - deben ser cuidadosamente evaluados al considerar la aplicación de la dieta en pacientes con cáncer."

Como pueden observar, los resultados no son demasiado halagüeños. Según los autores, las pruebas respecto a su efecto en la enfermedad brillan por su ausencia y la falta de rigor es elevada.

Unas pocas semanas antes se publicó otra revisión sistemática en la revista Critical Reviews in Oncololy/Hematology, en este caso focalizada en uno de los cánceres en los que que más se utiliza esta terapia, el glioma maligno. El trabajo se tituló *"Role of ketogenic metabolic therapy in malignant glioma: A systematic review"* (2017) y también he extraído y traducido algunos fragmentos con las ideas y conclusiones de sus autores:

"El análisis de la seguridad de la dieta mostró una buena tolerabilidad; todos los estudios con datos disponibles (5 estudios con 31 pacientes en total) recibieron una calificación de seguridad 'alta'. Los efectos secundarios ocasionales fueron dolores de cabeza leves, estreñimiento / diarrea, hambre y demanda de glucosa, y un caso de fatiga de grado II. La seguridad en el reporte de caso de Zuccoli et al. fue calificada como 'moderada-alta', ya que el paciente presentó hipoperuricemia transitoria leve y consecuencialmente se cambió a un régimen de restricción calórica bajo el cual desarrolló hipoproteinemia transitoria leve. (...). En general, el tratamiento dietético se consideró muy factible (viabilidad "alta" en 4 estudios y "moderada-alta" en 1 estudio), con buen cumplimiento general del paciente y una tasa de interrupción de sólo alrededor del 9,6% (3 de 31 pacientes que se sentían negativamente afectados con respecto a su calidad de vida). Dos estudios arrojaron una pérdida de peso que osciló del 2,2% hasta el 20%.

Debido a la gran heterogeneidad en el diseño de los estudios, las diferencias en los puntos evaluados y la falta de grupos de control *en todos los estudios excepto en 2, no se pudo realizar un análisis estadístico concluyente del impacto clínico de la DC. (...). Si bien es cierto que los estudios no tienen suficiente poder para caracterizar la eficacia, al menos sugieren un posible beneficio después de un tratamiento único o como adyuvante en casi un tercio de todos los pacientes revisados (13 de 42 pacientes, aproximadamente 31%). Los hallazgos de eficacia de otros estudios son quizás menos significativos, pero pueden indicar un valor terapéutico potencial. Rieger et al. encontraron una tendencia hacia el aumento de la supervivencia libre de progresión en los pacientes con cetosis estable comparado con los pacientes donde la cetosis estaba presente en <50% de las mediciones urinarias (6 semanas con cetosis estable en 8 pacientes frente a 3 semanas en 5 pacientes con cetosis inestable). Zuccoli et al. presentaron un paciente que entró en remisión completa 2,5 meses después de iniciar el tratamiento junto con radio-quimioterapia y permaneció libre de tumor durante al menos 5 meses.*

(...) La literatura actual y los resultados preliminares de los ensayos clínicos en curso sugieren que la dieta cetogénica (DC) es segura y viable para el glioma maligno. Además, los datos emergentes apuntan a un posible efecto antineoplásico y un posible beneficio clínico. La evidencia de la utilidad clínica de la DC sigue siendo limitada y debe ser interpretada con precaución; varios de los estudios reseñados tienen tamaños de muestra pequeños y otras limitaciones metodológicas tales como la heterogeneidad del diseño y la falta de grupo de control. Por otra parte, la modificación dietética indispensable presupone un diseño abierto de los ensayos (ya que los pacientes necesitan ser informados acerca de sus restricciones alimenticias), haciéndolos más propensos a la aparición potencial de efectos placebo y/o sesgo de expectativa. (...)"

Como puede observar, aunque en este caso los autores parecen ser más optimistas respecto a la tolerabilidad del tratamiento y sobre su potencial y son bastante menos críticos al analizar el rigor de los estudios, de nuevo destacan la falta de pruebas respecto a la utilidad clínica.

Para terminar, la revisión más reciente se publicó en la revista de los dietistas norteamericanos, "*A Nutritional Perspective of Ketogenic Diet in Cancer: A Narrative Review*" (2017). Y esto es lo que dijeron sus autores:

"Un total de 14 estudios publicados entre 1988 y 2016 que incluyeron 206 individuos (94 mujeres, 106 hombres y 6 no definidos) evaluaron los efectos de la DC en pacientes con cáncer. (...).El tamaño medio de la muestra fue de 15 participantes (rango de 1 a 78 participantes). Los diseños de los estudios incluyeron 2 ensayos clínicos, 1 ensayo clínico controlado, 1 ensayo aleatorio, 5 estudios de casos retrospectivos, 1 estudio piloto prospectivo, 1 estudio clínico piloto, 1 estudio prospectivo de cohorte prospectivo sistemático y 1 estudio piloto observacional prospectivo.

Los tipos de cáncer variaron sustancialmente entre los estudios. En cuatro estudios no se mencionó el uso de tratamientos estándar concurrentes contra el cáncer. El tratamiento concomitante incluyó quimioterapia (un estudio) y radioterapia (cuatro estudios). Cinco estudios usaron DC como terapia única. La duración de las intervenciones dietéticas varió de 5 días a 12 meses, y consistió en DC oral, DC oral más suplementos y alimentación parenteral. No se proporcionaron detalles de la administración de la dieta en dos estudios.

Nueve estudios evaluaron los efectos de la DC sobre el metabolismo tumoral y/o progresión de la enfermedad. Entre ellos, 2 reportaron resultados negativos, 2 mostraron diversos resultados entre los participantes, 4 no detectaron diferencia entre los tratamientos y 1 demostró una alteración en el metabolismo de las células cancerosas asociada con la intervención. Los cinco estudios restantes evaluaron los efectos de la DC en los resultados metabólicos y de salud, así como su seguridad y viabilidad.

Los dos estudios que informaron resultados negativos fueron los estudios de caso realizados en pacientes con glioblastoma. (...) Dos estudios demostraron una respuesta variable de la enfermedad entre los participantes. (...) Cuatro estudios no mostraron diferencias en la progresión de la enfermedad. (...)

(...) parece razonable dirigirse a esta característica distintiva y general del metabolismo del cáncer con una terapia metabólica. Es sorprendente que esta revisión haya mostrado una falta de ensayos rigurosos bien diseñados que evalúen la influencia de intervenciones nutricionales específicas para tratar el cáncer u optimizar su tratamiento. Es necesaria investigación basada en la evidencia para elucidar mejor los efectos de la DC en el estado nutricional, así como su influencia en el pronóstico del cáncer y la salud en general. Los temas de investigación también deben incluir los mecanismos de acción, efectos de respuesta a la dosis, tipos de cáncer en los que hay un efecto, duración requerida de la intervención y efecto en el pronóstico. (...)".

Buenas perspectivas, pero poco más.

Así que teniendo en cuenta toda esta información, a fecha de hoy no se puede decir que haya pruebas de que la dieta cetogénica ayude a tratar el cáncer. Y mucho menos en los términos milagrosos y exagerados que puede leerse en algunas páginas de internet.

Personalmente creo que el tema es muy interesante y que quizás en el futuro pueda ser útil como otra terapia más. Y opino que, como la mayoría de los autores, hay indicios suficientes para animarse a seguir investigando.

Pero no vendamos la piel del oso antes de cazarlo. Las personas que sufren esta enfermedad no se merecen eso

¿Existe la sensibilidad al gluten?

Según el estudio *"Time Trends in the Prevalence of Celiac Disease and Gluten-Free Diet in the US Population"* (2016) publicado en la revista JAMA Internal Medicine, durante el periodo 2009–2014 el número de personas que se alimentaron siguiendo dietas sin gluten se triplicó. Y no porque se hubiesen disparado los casos de enfermedad celíaca (intolerancia a las proteínas del gluten), sino porque cada vez más gente piensa que el gluten puede ser malo o peligroso para la salud. Sobre todo debido a los mensajes de ciertas webs y algunos best–seller llenos de afirmaciones alarmistas y faltos de rigor.

¿Y qué dice la ciencia al respecto? Dejando a un lado el caso de las personas que sufren celiaquía, cuyo problema con el gluten está ampliamente investigado y caracterizado, vamos a analizar hasta qué punto los temores para el resto están fundados. Para ello vamos a recopilar estudios sobre la llamada "*sensibilidad al gluten no celíaca*", una supuesta patología citada una y otra vez por los más críticos con este componente, pero para la que todavía no existe un método de diagnóstico formal ni mecanismos identificados y comprobados que expliquen sus causas.

Para el análisis me voy a centrar en una perspectiva muy concreta: los ensayos más rigurosos (aleatorios, con grupo de control y doble ciego) sobre los supuestos síntomas negativos que puede provocar la ingesta de gluten en personas no celíacas y que podrían sufrir esta sensibilidad.

Antes de empezar, quiero puntualizar que todos los ensayos que he encontrado eligen a los sujetos de un colectivo de personas que han sido diagnosticadas con síndrome del intestino irritable (normalmente según el Consenso de Roma III), ya que aunque el diagnóstico oficial para la sensibilidad al gluten todavía no existe, se presupone que los síntomas en ambas patologías son iguales o muy parecidos (aunque en el caso de la sensibilidad al gluten habría que añadir precisamente eso: la respuesta al gluten).

Veamos entonces cada uno de los ensayos que he encontrado, ordenados cronológicamente y sus resultados.

1. "Gluten causes gastrointestinal symptoms in subjects without celiac disease: a double-blind randomized placebo-controlled trial" (2011)

El primer ensayo riguroso sobre el tema es relativamente reciente, de 2011. A los 34 sujetos seleccionados se les dividió aleatoriamente en dos grupos (intervención y control). A ambos se añadió a su dieta pan y *muffins* durante las seis semanas siguientes, en el caso del grupo de intervención fabricados con gluten y en el de control sin gluten. Como indicador final (end point) se estableció que al menos la mitad de los síntomas estuviesen bajo control. Por otro lado, se midieron los síntomas (dolor, hinchazón, consistencia de las heces, cansancio, flatulencias y nauseas), que fueron reportados por los propios pacientes, en base a una escala visual de 0 a 100 (siendo 0 la ausencia de síntomas).

Pues bien, tras el ensayo, el 68% de los que comieron el pan y los muffins con gluten dijeron que no tenían los síntomas bajo control. Pero también un 40% de los que los comían sin gluten afirmó lo mismo.

Y estas fueron las conclusiones resumidas de los autores:

" el gluten es un desencadenante de síntomas intestinales y de cansancio. No hay evidencia de inflamación o daño intestinal ni de *enfermedad celíaca latente como mecanismos que puedan explicar el empeoramiento de los síntomas causado por el gluten".*

2. *"No effects of gluten in patients with self-reported non-celiac gluten sensitivity after dietary reduction of fermentable, poorly absorbed, short-chain carbohydrates" (2013).*

Los autores que hicieron el ensayo anterior parece que no se quedaron totalmente satisfechos, así que se lanzaron a hacer un segundo, aún más riguroso y sistemático. En este caso lo hicieron con 37 sujetos, quienes como paso previo siguieron una dieta baja en FODMAP (oligosacáridos, disacáridos, monosacáridos y polioles fermentables, compuestos que se sabe que afectan negativamente a las personas que sufren síndrome del intestino irritable), para eliminar el posible efecto de éstos. Posteriormente se definieron tres grupos de intervención. Al primero se le incorporó una buena cantidad de gluten (16 gr diarios), al segundo un poco de gluten (2 gr diarios) y otra proteína (14 gr de whey), y al tercero solo se le dio proteína de whey (16gr). A los 37 pacientes se les dividió aleatoriamente en tres grupos y se le hizo pasar por las tres dietas (diseño cruzado y doble ciego).

Un tiempo después, para comprobar si los resultados se repetían, se volvió a invitar a los participantes a participar en una segunda fase. También en este caso cada uno de ellos pasó por las tres opciones, pero en lugar de durante una semana, durante tres días.

Respecto a los resultados, tras la primera fase los síntomas fueron empeorando en los tres grupos, independientemente del grupo que fuera, y sin que se identificaran diferencias significativas entre los 3 grupos.

Al hacer la segunda fase (la de los 3 días), los resultados tampoco fueron nada aclaradores: no se repitieron los resultados de la primera fase ya que los pacientes que reportaron empeoramiento con el gluten fueron diferentes.

Como resumen, los autores concluyeron lo siguiente:

"(...) Estos estudios cruzados consecutivos, doble ciego, aleatorizado y controlados por placebo no mostraron evidencia de efectos del gluten, específicos o dependientes de la dosis, en pacientes con que seguían una dieta baja en FODMAP (...)".

3. *"Small Amounts of Gluten in Subjects with Suspected Nonceliac Gluten Sensitivity: a Randomized, Double-Blind, Placebo-Controlled, Cross-Over Trial" (2015).*

En este ensayo se involucró inicialmente a 61 personas identificadas como sensibles al gluten. Se les pidió que siguieran una dieta sin gluten y posteriormente se les dividió en dos grupos, el de intervención y el placebo. A los del primero se les dio algo más de 4 gramos diarios de gluten diarios (menos que en otros ensayos) y al de control la misma cantidad de almidón de arroz, ambos en cápsulas no identificadas, durante una semana. Después se les dejó descansar otra semana y los grupos se cruzaron, es decir, se intercambiaron las pastillas, y los que anteriormente recibieron gluten en esta semana recibieron almidón, y viceversa. Todo ello en doble ciego, claro.

Al medir los resultados reportados para 28 síntomas, los autores comprobaron que solo en seis de los síntomas había diferencias entre el grupo con gluten y el de placebo, que aparecían con algo más de intensidad en el caso el gluten.

Según los propios autores, tras analizar los datos de las intervenciones cruzadas y las diferencias entre los síntomas con gluten y placebo, solo tres sujetos cumplían los requisitos que se habían establecido para ser considerados como sensibles al gluten. Estas fueron sus conclusiones resumidas:

"La mayoría de los pacientes mostraron síntomas similares bajo gluten o placebo, aunque los síntomas fueron peores con gluten en comparación con placebo. En cuanto a la identificación de los verdaderos pacientes sensibles al gluten, se debe interpretar con cautela a falta de un grupo control de sujetos no sensibles al gluten, y no representa una evidencia crucial en favor de la existencia de este nuevo síndrome"

4. *"Non-Celiac Gluten Sensitivity Has Narrowed the Spectrum of Irritable Bowel Syndrome: A Double-Blind Randomized Placebo-Controlled Trial" (2015)*

Tras varias fases previas de selección, finalmente se incluyó a 72 pacientes, que se dividieron en dos grupos y durante seis semanas se les administró un suplemento en forma de polvo rico en gluten o uno similar pero sin gluten (placebo).

Tras ese tiempo, en el grupo sin gluten el 83,8% tenía controlados los síntomas; en cambio solo el 25,7% de los pacientes del grupo de placebo llegó al final en esa favorable situación. Los autores resumieron así sus conclusiones:

"(...) muchos pacientes diagnosticados con síndrome del intestino irritable son claramente sensibles al gluten, y sus síntomas podrían ser adecuadamente controlados únicamente con una dieta sin gluten. La identificación de la sensibilidad al gluten en este grupo de pacientes debería ser el primer enfoque."

5. *"Symptomatic improvement with gluten restriction in irritable bowel syndrome: a prospective, randomized, double blinded placebo controlled trial" (2016).*

En este ensayo se seleccionó a 65 pacientes, que se dividieron aleatoriamente en dos grupos. A todos se les dio para que añadieran a su dieta dos rebanadas de pan diarias durante cuatro semanas, a los del grupo 1 con gluten (una cantidad menor que en otros estudios) y a los del grupo 2 sin gluten. 60 finalizaron el ensayo.

En el grupo con gluten los síntomas empeoraron en un 55% de los casos. En el grupo placebo también se registró un empeoramiento, aunque en este caso en un 33% de los casos.

Los autores concluyeron lo siguiente:

"En pacientes con síndrome del intestino irritable, el gluten desencadena síntomas intestinales y sistémicos, y la exacerbación de los síntomas ocurre principalmente en la primera semana de reintroducción del gluten".

6. Evidence for the Presence of Non-Celiac Gluten Sensitivity in Patients with Functional Gastrointestinal Symptoms: Results from a Multicenter Randomized Double-Blind Placebo-Controlled Gluten Challenge (2016)

Tras elegir a 98 participantes, se les dividió en dos grupos. A ambos se les administraron 7 cápsulas diarias que contenían un total de 5,6 gr diarios de gluten en el grupo de intervención o la misma cantidad de almidón en el grupo de placebo, durante una semana. Dado que era un estudio cruzado, posteriormente se intercambiaron las píldoras de los pacientes durante otra semana.

Al finalizar el ensayo, se encontró que 28 personas que tomaron gluten reportaron haber empeorado sus síntomas. Y también otras 14 del grupo de placebo lo hicieron. Viendo estos datos, los autores concluyeron que sería razonable pensar que la mitad de esas 28 personas podrían ser consideradas como sensibles al gluten. En base a estos datos, consideraron que la prevalencia de la sensibilidad a gluten podría ser de aproximadamente el 14% de los pacientes iniciales con síntomas gastrointestinales diversos.

Sus conclusiones fueron las siguientes:

"Nuestro protocolo identificó un grupo más pequeño de pacientes sensibles al gluten entre un grupo de pacientes que responde a una dieta libre de gluten, por lo que este enfoque puede ser un punto de partida para el desarrollo de una herramienta de diagnóstico para la sensibilidad al gluten no celíaca".

Conclusiones globales

Pues bien, esta ha sido una recopilación de los ensayos más controlados que hay hasta el momento de escribir estas líneas sobre el tema de los síntomas que sufre la gente con sensibilidad al gluten. Como pueden ver, no es nada fácil sacar conclusiones claras. Pero como imagino que querrá que me moje, en mi opinión y tras leer detenidamente todos los estudios, yo sacaría varias conclusiones.

La primera, que parece haber indicios de algún efecto del gluten en algunas personas consideradas no celíacas. Aunque la cosa no está demasiado clara y probablemente su prevalencia sea menos frecuente y de menor relevancia de lo que algunos suelen contar.

La segunda, que se exagera mucho. Los ensayos más rigurosos son los que llegan a los resultados más ajustados (o incluso nulos) e invitan a no ser alarmistas, ni mucho menos. El hecho de que en los grupos con placebo siempre se reporte un elevado empeoramiento de los síntomas hace pensar en un importante efecto nocebo (que es como el placebo, pero en negativo: te sientes peor porque piensas que te han dado algo malo).

Y la tercera, tal vez haya otros componentes que estén distorsionando los datos y resultados de los ensayos menos controlados (como otras proteínas o los mencionados FODMAP, por ejemplo).

Si prefieren leer opiniones más fundamentadas, de expertos e investigadores sobre el tema, hay también unas cuantas revisiones que pueden resultar interesantes. Aunque les adelanto que hay bastante disparidad de opiniones. Por ejemplo pueden recurrir a las revisiones de uno de los científicos más veteranos y habituales sobre la sensibilidad al gluten (y vehemente defensor de la existencia de esta patología), Alessio Fasano:

- *"Nonceliac Gluten Sensitivity" (2015)*

- *"Non-Celiac Gluten Sensitivity: The New Frontier of Gluten Related Disorders" (2013)*

O pueden inclinarse por una revisión algo menos entusiasta, encabezada por la gastroenteróloga Jessica R Biesiekierski, una de las científicas involucrada en los dos primeros ensayos:

- *"Non-coeliac gluten sensitivity: piecing the puzzle together" (2015)*

También hay un documento con el posicionamiento de los gastroenterólogos italianos:

- *Nomenclature and diagnosis of gluten-related disorders: A position statement by the Italian Association of Hospital Gastroenterologists and Endoscopists (AIGO) (2016)*

Si no se defienden bien con el inglés, también hay una revisión crítica española y de libre acceso sobre el tema:

- *Sensibilidad al gluten no celiaca: una revisión crítica de la evidencia actual (2014)*

O si prefieren algo más específico, en esta otra explican los solapamientos y puntos en común entre el síndrome del intestino irritable y la sensibilidad al gluten no celíaca:

- *The Overlap between Irritable Bowel Syndrome and Non-Celiac Gluten Sensitivity: A Clinical Dilemma (2015).*

Y en esta otra, otro equipo español hace una revisión sistemática mucho más técnica sobre el diagnóstico de esta patología, centrándose en los biomarcadores.

- *Systematic review: noncoeliac gluten sensitivity (2015)*

Sí, lo sé, son muchas opiniones diferentes y poca concreción. Pero es lo que hay...

Ah, una cosa más: antes de gastar dinero innecesariamente comprando comida sin gluten, normalmente mucho más cara, pruebe otra estrategia: siga una dieta basada en productos frescos y naturales y sin alimentos altamente procesados.

Es probable que con eso sea suficiente para que se solucionen sus problemas digestivos.

METABOLISMO

¿Cómo obtiene nuestro cuerpo energía de los alimentos?

Todos sabemos que las personas, al igual que el resto de los animales, obtenemos la energía de los alimentos. Y aunque el interés por la alimentación crece exponencialmente, el conocimiento sobre la bioquímica y la ciencia que hay detrás suele ser algo que se considera exclusivamente reservado a expertos del ámbito sanitario o científico. Así que quizás sea momento de empezar a cambiarlo.

El objetivo de este apartado es el de dar a conocer los conceptos básicos que permiten entender cómo nuestro organismo consigue energía de la comida, algo imprescindible si se quiere opinar con cierta base o intervenir en una conversación sobre el tema. Pero no se asuste, intentaré hacerlo de forma que cualquiera con unos conocimientos básicos pueda entenderlo. Y pondré todo de mi parte para que este intento llegue a buen puerto.

Empecemos: como usted ya sabe, en el ámbito de la alimentación la energía de los alimentos se cuantifica mediante una unidad llamada caloría. Sin embargo, ese término proviene de otro contexto, el las ciencias físicas y químicas, en el que la caloría se define de la siguiente forma:

"una caloría es unidad de energía térmica que equivale a la cantidad de calor necesaria para elevar un grado centígrado la temperatura de un gramo de agua".

145

Esta descripción nos indica que en física hablamos de una referencia de transferencia de calor, en concreto basada en el agua.

¿Y es la misma que la asociada a los alimentos? Pues está relacionada, pero de una forma un poco más compleja de lo que se suele pensar.

Los técnicos de alimentos y los químicos están muy habituados a calcular la energía que desprende un compuesto orgánico (que contiene carbono) al quemarse. Es un análisis enormemente habitual que indica la energía que desprende o absorbe al reaccionar con el oxígeno, es decir, al oxidarse o, como se suele decir coloquialmente, "quemarse". Los alimentos, ya que provienen de los seres vivos, entran en ese grupo de compuestos basados en el carbono.

Cualquier alimento se puede quemar (colocándolo en una atmósfera rica en oxígeno y provocando que ambos compuestos interaccionen mediante una reacción de oxidación) y cuantificar el calor que genera, midiendo el cambio de temperatura de una referencia. Este proceso realmente se trata de la siguiente reacción química:

$$\text{Comida} + O_2 \text{ (oxígeno)} = CO_2 \text{ (dióxido de carbono)} + H_2O \text{ (agua)} + \text{calor}$$

En la práctica se hace de la siguiente manera: los técnicos colocan una muestra de comida en un calorímetro, lo rellenan de oxígeno y mediante un filamento de alta temperatura provocan su ignición. El alimento quemado genera calor, que modifica en cierta medida la temperatura de un baño de agua que rodea a todo el recipiente.

Pues bien, sabiendo la cantidad total de agua que hay en el baño y el cambio de temperatura producido, con unos cálculos sencillos se puede conocer el cambio de temperatura equivalente a un gramo de agua y, de esa forma, también conocer el valor final de las calorías que se han creado durante la combustión.

Conociendo el proceso utilizado se puede entender mejor que la cantidad de calorías que solemos considerar que posee un alimento realmente se refiere al calor generado tras su oxidación. Es decir, las calorías que vemos en las etiquetas de los supermercados o en las listas nutricionales realmente no forman parte del alimento como una propiedad inmutable e intrínseca, sino que nos informan sobre el calor generado por las reacciones de quemar sus componentes orgánicos (las grasas, las proteínas y los carbohidratos) en un ambiente rico en oxígeno. Y que normalmente es una cifra bastante elevada, del orden de varios miles de unidades, razón por la que en las etiquetas aparece el término "kilocalorías" (mil calorías) o "kcal" detrás de cada valor.

Bien ¿y todo esto qué tiene que ver con nuestro metabolismo? ¿Acaso nuestro cuerpo funciona como un calorímetro, "quemando" los componentes de los alimentos y "capturando" la energía generada?

Pues no exactamente. Los procesos que se suceden en nuestro cuerpo para obtener la energía de los alimentos son bastante diferentes.

Aunque el cuerpo humano es mucho más complejo que un calorímetro, podríamos decir que en el proceso de la obtención de la energía, el inicio y el final son similares. Casi todo "lo que entra" es comida y oxígeno (O_2). Y casi todo "lo que sale" (o lo que se genera) es dióxido de carbono (CO_2), agua (H_2O) y energía. Por lo tanto, podría representarse de forma muy parecida a la reacción química de oxidación del calorímetro que he explicado en la página anterior. Pero solo en sus extremos, porque en los pasos intermedios la cosa cambia.

¿Dónde se produce esa combustión u oxidación, con todos esos pasos intermedios, en nuestro cuerpo? Pues en las células, las maravillosas micromáquinas de las que estamos formados. Unos cuarenta billones de ellas por persona y todas y cada una de ellas necesitan energía para poder funcionar y mantenerse vivas.

Pero los procesos que ocurren en su interior son diferentes a los de la oxidación del calorímetro. Son más complejos, también formados por varias etapas de reacciones de oxidación-reducción (redox), en los que intervienen e influyen multitud de otros componentes y en los que se genera energía química de forma mucho más gradual, localizada y progresiva.

Como punto de partida vamos a empezar por el proceso de metabolización de uno de los componentes que comemos en más cantidad y más habitualmente en la dieta moderna, los carbohidratos. Es probablemente el metabolismo que mejor se conoce desde hace tiempo y el más estudiado por parte de los científicos.

Como ya sabemos, los procesos digestivos, mediante los ácidos y enzimas, desmenuzan los alimentos y extraen sus componentes esenciales. En el caso de los alimentos ricos en carbohidratos hablamos sobre todo de glucosa, ya que la unidad básica de los carbohidratos suele ser esta molécula y otras similares. Posteriormente, son absorbidas a través de las paredes del intestino hacia el sistema circulatorio, mediante el que se transportan a todo el cuerpo.

Tras su viaje por nuestro organismo, puede visualizar la molécula de glucosa llegando a la célula y entrando en ella tras atravesar su membrana. celular, apoyándose en diversos componentes (transportadores) y procesos químicos para poder hacerlo.

Ya en su interior, da comienzo el primer proceso de oxidación formado por varias reacciones, llamado *glucólisis*. Durante el mismo se generan diversos compuestos y al final se obtiene el *ácido pirúvico*, también conocido como *piruvato*. El piruvato puede introducirse en la mitocondria, un componente de la célula análogo a un horno o laboratorio en el que se está fraguando este pequeño milagro, y volver a oxidarse para dar lugar a otra molécula, la acetil coenzima A (o *acetil-CoA*).

Tras este primer paso llega un segundo, en el que estos dos últimos compuestos (piruvato y acetil–CoA) podrían considerarse como el combustible "crudo". Se trata de una secuencia de reacciones más compleja llamada Ciclo de Krebs o Ciclo del Ácido Cítrico, en la que se produce un intenso intercambio de electrones, que finaliza dando lugar dos productos finales: el dióxido de carbono y el agua.

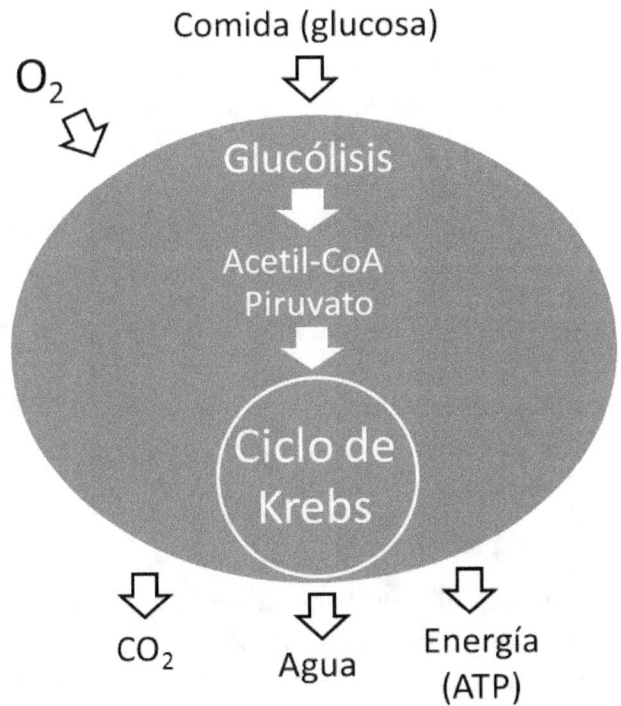

Metabolismo de la glucosa

En la figura superior puede ver una representación esquemática de estos procesos (Es importante recordar que este modelo realmente es una simplificación del proceso de obtención de la energía a partir de la glucosa, pero es bastante útil para hacerse una idea de lo que ocurre).

¿Y qué tienen que ver todas estas reacciones con la energía que necesita para moverse, pensar y vivir? Pues bien, resulta que mientras ocurren también se han ido generando unas moléculas muy especiales, las llamadas *trifosfato de adenosina*, más conocidas por sus iniciales ATP. Lo especial de esta molécula es que se convierte con relativa facilidad (por hidrólisis, es decir, por adición de agua) en otra, el *difosfato de adenosina* o ADP, generando energía en dicha conversión. Y es precisamente esta energía que se genera en la transformación del ATP en ADP, que ocurre en numerosas ocasiones en las etapas anteriormente descritas - en la glucólisis y en el Ciclo de Krebs – la que utilizan las células para funcionar y vivir. Podría considerarse la energía de la vida, la que impulsa el resto de las innumerables reacciones químicas que se producen dentro de las células y que las mantiene vivas, activas y funcionales.

Cuando hacemos un esfuerzo físico extra, casi podemos percibir la química que está ocurriendo a nivel celular: nuestra respiración se vuelve más rápida para poder captar mayor cantidad de oxígeno, que será utilizado en las numerosas reacciones de oxidación, que a su vez son la fuente de generación de unidades de ATP y energía.

Maravilloso, ¿no le parece?

Sin embargo, no es suficiente con conocer el metabolismo de la glucosa, porque nuestro cuerpo tiene más mecanismos metabólicos para no quedarse en la delicada situación de no tener energía, ya que eso supondría la muerte. Por ejemplo, ¿qué ocurrirá si agotamos toda la glucosa que hay en nuestro torrente sanguíneo?

No merece la pena preocuparse, porque no hay ese problema; la glucosa puede estructurarse creando cadenas ramificadas y acumularse en diversos lugares, sobre todo en el hígado y en los músculos. A esta reserva se le llama *glucógeno* y es un recurso muy conocido por los deportistas y aficionados al ejercicio, ya que es especialmente útil para asegurar una disponibilidad inmediata de energía y un flujo constante y uniforme. Se podría decir que actúa como una especie de buffer o regulador, al que nuestro metabolismo puede recurrir continuamente para obtener glucosa y alimentar a las células mediante las reacciones de oxidación que hemos visto anteriormente.

Vayamos un poco más allá: ¿Puede ocurrir que se nos terminen todas las reservas capaces de aportarnos glucosa, tanto la que tenemos en la sangre como la almacenada en forma de glucógeno? Sí, claro que es perfectamente posible. Si no comemos alimentos que contengan carbohidratos o seguimos gastando energía sin ingerir alimentos, puede ocurrir con cierta facilidad. Así que nuestro metabolismo dispone de otro recurso para obtener glucosa: las proteínas.

En varias etapas y reacciones, a partir de los aminoácidos de las que están formadas las proteínas, se pueden sintetizar tanto la glucosa como el glucógeno, en un proceso llamado *gluconeogénesis*. En el pasado se pensaba que éste era un proceso al que nuestro metabolismo recurría solo en casos excepcionales - algo así como una batería de emergencia - pero ahora se sabe que está activo en todo momento, en paralelo con los mecanismos anteriores. Aunque es cierto que alcanza una especial intensidad y relevancia si por alguna razón no hay aporte de glucosa externo, si el glucógeno de reserva se agota o si hace falta un aporte extra de energía (como por ejemplo al seguir una dieta baja en carbohidratos, hacer ayuno o practicar una cantidad muy elevada de ejercicio).

Bien, ya tenemos varias fuentes de energía basadas en la glucosa: los carbohidratos digeridos, el glucógeno almacenado y los aminoácidos de las proteínas. Pero el metabolismo energético dispone de aún más recursos. Aunque podría parecer que con todas las opciones anteriores tenemos asegurado el suministro de glucosa para nuestras células, millones de años de evolución han incorporado en nuestra maquinaria interna otro proceso más que nos permite conseguir energía, íntimamente relacionado con el hecho de nuestra naturaleza omnívora; o, mejor dicho, con nuestra vertiente más carnívora, que se ha ido desarrollando durante las últimas etapas de la historia de la humanidad.

Como quizás ya se haya dado cuenta, todavía no hemos hablado de las grasas como fuente de combustible. De manera análoga a lo que ocurre con los carbohidratos, las grasas se descomponen y metabolizan en el sistema digestivo mediante la acción de enzimas y otros elementos y finalmente llegan al torrente sanguíneo encapsuladas en unas esferas llamadas quilomicrones. Tras viajar por dicho torrente, parte de su contenido acaba llegando a las células de grasa (adipocitos) y acumulándose en forma de triglicéridos y otra parte acaba yendo al hígado, para participar en otros procesos.

Los ácidos grasos almacenados de los adipocitos pueden "liberarse", salir y utilizarse también como combustible. Para ello deben pasar por un proceso llamado beta-oxidación, que los transforma en Acetil-CoA. Y como recordará, éste último puede alimentar el Ciclo de Krebs, donde pueden generarse unidades de ATP.

¿Y cuándo utiliza esta otra fuente de energía nuestro cuerpo? Pues, como ocurre en el resto de los casos, continuamente, en todo momento, el metabolismo energético es un sistema muy intrincado y redundante. Pero toma especial protagonismo cuando se dan ciertas condiciones. Por ejemplo, cuando la entrada de glucosa mediante la dieta es nula o extremadamente baja (aproximadamente unos 50 gramos de carbohidratos diarios, o incluso menos), nuestro cuerpo cambia su estrategia global y pone en funcionamiento una especie de "plan B". Tras crearse la acetil-CoA a partir de los ácidos grasos, esta versátil molécula también es capaz de producir unos compuestos llamados cuerpos cetónicos, en concreto el beta-hidroxibutirato y el acetoacetato, tras una serie de reacciones. Estos cuerpos viajan por el torrente sanguíneo y al llegar a las células de los diferentes tejidos, vuelven a convertirse en acetil-CoA tras transformarse químicamente y servir de combustible para alimentar el Ciclo de Krebs y los mecanismos de generación de energía (ATP). Algunos expertos llaman a esta situación "cetosis nutricional".

Recapitulemos: metabolismo directo de la glucosa, almacén de glucosa (glucógeno), glucosa a partir de proteínas (gluconeogénesis) y energía a partir de ácidos grasos. Cuatro mecanismos diferentes y complementarios para la obtención de energía y no llevarnos sustos.

Aquí los tiene representados gráficamente:

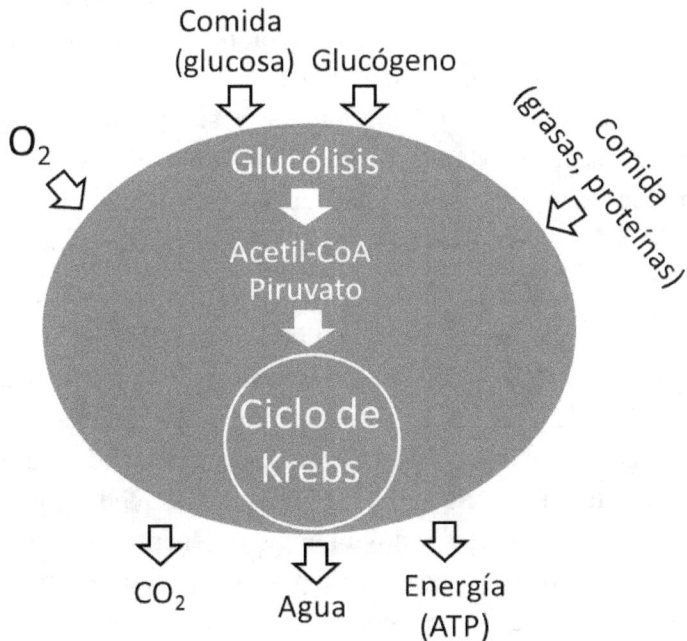

Bien ¿y hay más?

Pues sí, hay algunos más, aunque su utilización, en general, suele ser menos frecuente. Nuestro metabolismo también puede conseguir energía a partir del alcohol etílico (sí, el etanol, el de bebidas como el vino o la cerveza) o de la fructosa, mediante diferentes procesos de oxidación pero llegando a los mismos protagonistas. Por ejemplo el etanol se oxida a acetaldehído y después a ácido acético, para finalizar como acetil–CoA. Y la fructosa se puede convertir en glucógeno o en triglicéridos (ácidos grasos) en las células del hígado.

Y con todas estas fuentes y mecanismos estamos asegurando que nuestras células van a estar siempre bien "alimentadas" y que tendrán siempre disponible combustible y energía para poder desarrollar su innumerables y esenciales funciones.

Quiero insistir en que toda esta descripción no es más que una simplificación y que realmente las reacciones que suceden en cada uno de los procesos involucrados tienen muchas etapas y son muy complejas. Para que se haga una idea de hasta qué punto llega esta complejidad, sepa que tanto la glucólisis como el Ciclo de Krebs realmente dan nombre a sendas secuencias de reacciones de diversa naturaleza, cada una de ellas con una decena de pasos diferentes.

Bien, volvamos ahora al calorímetro para el cálculo de las calorías. Tras conocer lo que ocurre dentro de las células parece claro que las diferencias con quemar alimentos en un calorímetro son sustanciales. Aunque todas son reacciones del tipo oxidación–reducción, no son iguales ni mucho menos, y las velocidades y termodinámica de cada una de ellas tampoco. Sin embargo, en su búsqueda por intentar calcular con precisión estos movimientos de energía, los científicos han trabajado duro por relacionar ambas perspectivas. Para ello han calculado la energía de combustión de diversos tipos y composiciones de alimentos, así como la de los residuos generados tras su digestión y metabolización. La diferencia entre ambos dará lugar a un coeficiente que cuantificará la que se ha perdido por el camino, y que podría relacionarse de alguna forma con la absorbida durante la digestión.

A grandes rasgos, este es el enfoque del método que utilizó el químico Wilbur Olin Atwater a finales del siglo XIX para calcular la energía de los alimentos. Con la energía de combustión de alimentos y heces, los coeficientes de digestibilidad y añadiendo un factor relacionado con las pérdidas realizadas a través de la orina, fue logrando diversos valores de alimentos con diferentes combinaciones de macronutrientes (proteínas, carbohidratos grasas). Los resultados se simplificaron y redondearon a unos valores finales asignables a los macronutrientes, llamados "coeficientes Atwater" y se concretan en las siguientes cifras:

- Un gramo de grasas equivale a nueve kilocalorías.

- Un gramo de carbohidratos equivale a cuatro kilocalorías.

- Un gramo de proteínas equivale a cuatro kilocalorías.

Entonces, ¿ya está? ¿Podemos quedarnos con estos valores y punto? ¿Eso es lo único importante que hay que tener en cuenta al evaluar la energía de los alimentos?

Pues parece que no. En primer lugar porque la utilización y utilidad de los macronutrientes para otros cometidos es muy amplia. Sabemos que la glucosa se utiliza sobre todo para la obtención de la energía, pero los ácidos grasos y las proteínas tienen una enorme cantidad de funciones fisiológicas y metabólicas complementarias, además de la energética. Desde la creación de componentes como estructuras, tejidos, membranas, enzimas, hormonas, hasta el almacenamiento de energía, pasando por una intensa participación en innumerables reacciones y procesos bioquímicos.

¿Cómo podemos saber, en cada caso, cuál va a ser este uso? Y, por otro lado, ¿cómo podemos determinar cómo va a priorizar nuestro cuerpo entre las posibles rutas de obtención de energía (glucosa, glucógeno, gluconeogénesis, ácidos grasos, alcohol, fructosa…)? ¿Cuándo atraviesan las moléculas de glucosa o los ácidos grasos la membrana celular y se produce su oxidación? ¿En qué cantidad cada uno de ellos? ¿Cómo se prioriza el uso estructural de las proteínas o su participación en la gluconeogénesis? ¿Y el almacenamiento u oxidación de los ácidos grasos? ¿Cómo se mantienen las concentraciones adecuadas de glucosa o ácidos grasos en la sangre? ¿Cómo se decide el uso del glucógeno muscular o de la glucosa plasmática?

Todo esto está modulado por una gran cantidad de subsistemas y componentes esenciales - entre los que destacan las hormonas - formando una intrincada y en parte aún desconocida red de sistemas interrelacionados y redundantes. En la que influyen poderosamente por un lado cada uno de los diferentes alimentos y por otro los componentes y mecanismos del sistema endocrino y del digestivo. Y, finalmente, todo está controlado principalmente por el cerebro, que es sensible a casi infinitas señales bioquímicas y del entorno que le llegan sin parar.

Es muy complicado el relacionar todo esto directamente con el calor generado por combustión en un calorímetro. Y también algunos estudios tienen bastantes problemas (y obtienen resultados poco concluyentes) para encontrar una relación clara y directa entre la obesidad y la energía que "contienen" los alimentos y de la que se pueda deducir causalidad. Aquí tiene unos ejemplos:

- *The effect of preload/meal energy density on energy intake in a subsequent meal: A systematic review and meta-analysis* (2016)

- *Associations between dietary energy density and obesity: A systematic review and meta-analysis of observational studies* (2016)

También hay bastantes investigaciones en las que alimentos muy energéticos como los frutos secos o el aceite de oliva, no se han podido asociar a un mayor peso corporal:

- *Dietary energy density and body weight changes after 3 years in the PREDIMED study* (2017)

- *Nut intake and adiposity: meta-analysis of clinical trials* (2013)

Así que cuando lea las calorías en las etiquetas de los alimentos, piense en cómo se ha calculado. En que en muchos casos realmente no es más que un dato más, relacionado con su capacidad para influir en el sobrepeso, pero no necesariamente el dato más relevante y fundamental. Y que dicha relación con el sobrepeso es bastante más compleja de lo que suele pensarse.

Pero sobre eso profundizaremos en posteriores siguientes apartados.

¿El cuerpo se vuelve más ahorrador de energía tras adelgazar?

Tras conocer brevemente cómo nuestro metabolismo obtiene energía de los alimentos, es momento de ver un ejemplo de cómo el comportamiento de nuestro cuerpo no es estático y puede variar con el tiempo. En concreto vamos a conocer lo que es la "adaptación metabólica", que es como se llama a los cambios metabólicos que ocurren en muchas personas tras seguir procesos de adelgazamiento.

Nuestro punto de partida va a ser un programa de TV, *The Biggest Loser* ("*El mayor perdedor*"), un reality que empezó a emitirse en la TV de EEUU en 2004. Los participantes de este concurso sufren obesidad grave y, tal y como su título indica, se trata de hacerles adelgazar. Gana aquel que pierda mayor cantidad de peso. Su éxito ha sido enorme y se ha convertido en una franquicia de éxito internacional, habiéndose realizado adaptaciones en unos treinta países.

Como todo reality, se centra sobre todo en el morbo y en las vivencias y emociones de los participantes. En este caso, personas con mucho sobrepeso y con frecuencia importantes problemas de salud. Y desesperadas por adelgazar, claro. Los conductores del programa les someten a directrices y pruebas en las que lo más importante es la audiencia. Y eso casi siempre se materializa en forma de sufrimiento para los concursantes, a los que machacan sin demasiadas contemplaciones: ejercicios muy duros, esfuerzos físicos a los que no están acostumbrados y que casi no pueden soportar, pruebas físicas morbosas... y por supuesto, una dieta que sigue la mayoría de las directrices habituales: baja en grasas, baja en calorías, comidas frecuentes... Y como no podría ser de otra manera, suele "venderse" con los testimonios antes-después de los concursantes, sobre todo los más espectaculares. Que, con frecuencia, pierden una gran cantidad de peso durante el tiempo que dura cada temporada.

Pues bien, en 2012 un equipo multidisciplinar de expertos publicó el estudio "*Metabolic Slowing with Massive Weight Loss despite Preservation of Fat-Free Mass*", en el que los autores estudiaron diversos indicadores y el metabolismo de 16 participantes de la temporada de 2009, desde el inicio del concurso hasta siete meses (30 semanas) después. Y, como conclusión principal comprobaron que su metabolismo se había "ralentizado" de forma importante (la mencionada "adaptación metabólica"), presentando una reducción significativa de su gasto energético. Una situación nada favorable si se quiere mantener el peso perdido, ya que el cuerpo se ha vuelto ahorrador y muy eficiente.

Pero lo más interesante llegó con un nuevo estudio posterior, con el análisis de 14 de los 16 concursantes seis años después y se publicó en la revista Obesity, con el título "*Persistent Metabolic Adaptation 6 Years After "The Biggest Loser" Competition*" (2016). Las conclusiones fueron bastante preocupantes; aunque la pérdida de peso media seguía siendo importante, todos excepto uno habían recuperado una buena parte, algunos incluso más. Y también en la mayoría de los casos se había reducido el gasto energético en reposo, mostrando una adaptación metabólica llamativa: Unas 500 kilocalorías diarias menos de gasto.

Los autores concluyeron lo siguiente:

"Los participantes de "The Biggest Loser" recuperaron una cantidad sustancial del peso perdido tras los 6 años, pero en general tuvieron bastante éxito en comparación con otras intervenciones. A pesar de que recuperaron bastante peso, se detectó una importante adaptación metabólica persistente. Contrariamente a lo esperado, el grado de adaptación metabólica al final del concurso no se asoció con una mayor recuperación del peso, pero quienes tuvieron una mayor pérdida de peso a largo plazo también presentaron una mayor desaceleración metabólica. Por lo tanto, a largo plazo la pérdida de peso requiere de esfuerzo y control sobre la adaptación metabólica persistente que es proporcional a los esfuerzos para reducir el peso corporal".

Es decir, se confirmó una reducción excesiva del gasto energético, incluso exagerada, mayor de la que sería esperable para la nueva composición corporal. Y en esa nueva situación de menor gasto energético, es evidente que será especialmente complicado mantener el peso perdido.

Lo cierto es que el conocimiento de este fenómeno no es nuevo y hay evidencias de su existencia desde hace tiempo. Estos son algunos estudios que han ido llegando a similares conclusiones a lo largo de los años:

- *Energy expenditure before and during energy restriction in obese patients (1985)*

- *Weight loss leads to a marked decrease in nonresting energy expenditure in ambulatory human subjects (1988)*

- *Changes in Energy Expenditure Resulting from Altered Body Weight (1995)*

- *Meta-analysis of resting metabolic rate in formerly obese subjects (1999)*

- *Long-term persistence of adaptive thermogenesis in subjects who have maintained a reduced body weight (2008)*

- *Adaptive reduction in thermogenesis and resistance to lose fat in obese men (2009)*

- *Metabolic Slowing with Massive Weight Loss despite Preservation of Fat-Free Mass (2012)*

- *Weight loss, weight maintenance, and adaptive thermogenesis (2013)*

- *Models of energy homeostasis in response to maintenance of reduced body weight (2016)*

Los autores de los más antiguos eran algo reacios y parecían no querer verlo, tendiendo a explicarlo mediante cambios de la actividad física y la reducción de la termogénesis (energía necesaria para metabolizar alimentos) debida a la disminución de la cantidad de comida. Pero según se fueron publicando posteriores estudios, se fueron confirmando las sospechas menos halagüeñas. No solo la reducción del gasto energético iba bastante más allá de los cambios esperables en la actividad física y la termogénesis, sino que además era mayor entre aquellas personas que habían conseguido adelgazar más. Vamos, que más que recibir un reconocimiento por sus éxitos, parecían estar condenados a tener unos cuerpos energéticamente cada vez más ahorradores.

Y una vez aceptada su existencia, ¿se saben las causas que provocan que el cuerpo se vuelva más eficiente tras estar obeso y adelgazar? ¿Cuáles serían los mecanismos biológicos implicados?

En las siguientes revisiones se aborda esta cuestión y lo cierto es que por el momento los expertos tienen más preguntas que respuestas:

- *Adaptive thermogenesis in humans (2010)*

- *Biological Mechanisms that Promote Weight Regain Following Weight Loss in Obese Humans (2013)*

Hay diversas hipótesis, pero todavía no se conocen las causas con seguridad, ya que ninguna se ha podido confirmar de forma fiable. Incluso es posible que, como suele ocurrir con el sobrepeso, tengamos que enfrentarnos a un conjunto de ellas.

Una de las teorías más aceptadas se basa en los cambios en los adipocitos o células grasas. Como respaldan los estudios *"Effects of weight gain and weight loss on regional fat distribution"* (2012) y *"Adipose tissue cellularity in man: the relationship between fat cell size and number, the mass and distribution of body fat and the history of weight gain and loss"* (1982), cada vez que engordamos aumenta el tamaño de los adipocitos, pero también su cantidad. Sin embargo, al adelgazar solamente se reduce su tamaño, sin que las nuevas células que se han creado anteriormente desaparezcan. Así que tras varios ciclos de engordar y adelgazar iríamos acumulando más células, que se mantendrían pequeñas al perder peso. Pues bien, resulta que un tamaño menor de células grasas supone una menor área superficial de las mismas, algo que se asocia a una reducción de su capacidad de lipólisis o de oxidación de grasas. También este reducido tamaño celular suele estar asociado a una mayor cantidad de insulina en su entorno, que tampoco ayudaría a favorecer la oxidación de grasas.

Una segunda propuesta está focalizada en la leptina. Los adipocitos más pequeños también se asocian con una menor capacidad de segregación de esta hormona. Como consecuencia, las personas obesas que pierden peso presentan concentraciones bajas y más tendencia a sufrir más apetito y deseos de comer. Algunos autores van más allá y consideran que la leptina realmente regula la prevención de la inanición y al reducirse sus niveles hasta cierto punto se "dispararían" ciertos mecanismos metabólicos, poniendo el cuerpo en modo "ahorro". Pues bien, un exceso de adipocitos (en cantidad) podría provocar una elevación de este punto de "disparo", de forma que sería mucho más fácil llegar a él al reducirse la concentración de leptina, poniendo continuamente el cuerpo en modo "ahorro de energía" y dando lugar a la adaptación metabólica. Estos autores suelen justificar sus ideas mediante estudios como "*Low dose leptin administration reverses effects of sustained weight-reduction on energy expenditure and circulating concentrations of thyroid hormones*" (2009), en el que tras administrar leptina se logró normalizar el gasto energético.

Un tercer enfoque se centraría en las características del propio proceso de adelgazamiento. ¿Y si es la forma de perder peso la que provoca esa adaptación? Hay estudios que podrían impulsar a pensar eso, como por ejemplo "*Metabolic adaptation following massive weight loss is related to the degree of energy imbalance and changes in circulating leptin*" (2014). En este trabajo, al comparar la adaptación metabólica de los participantes del concurso The Biggest Loser (BLC) con personas que habían adelgazado tras someterse a una operación de bypass gástrico (RYGB), se observó que los operados se habían normalizado a los 12 meses.

¿Quizás una gran cantidad de ejercicio, reducción radical de calorías y dieta baja en grasas, las estrategias más habituales, podrían ser responsables de esa reacción? Algunos investigadores así lo piensan, sugiriendo que podrían dar lugar a cambios metabólicos y hormonales que dificultarían el gasto de energía (sobre todo la oxidación de grasas). Lo justifican con estudios como "*Effects of Dietary Composition on Energy Expenditure During Weight-Loss Maintenance*" (2012) en el que se observó que las personas que seguían una dieta baja en grasas para adelgazar eran las que menor gasto energético presentaban, por debajo de las que seguían una dieta de bajo índice glucémico o una baja en carbohidratos.

Hay otras propuestas que podrían completar a las anteriores, como las relacionadas con la alteración de la microbiota, pero todavía están soportadas por muy pocas evidencias.

De cualquier forma, por el momento hay más preguntas que certezas. Evidentemente, si todavía no se conoce el origen de la adaptación metabólica, no tiene demasiado sentido hablar de su prevención. Esperemos que futuras investigaciones vayan aclarando el panorama.

Una cosa más: vistas las pruebas, quiero subrayar y resaltar una clara consecuencia de este fenómeno. Las personas que han sufrido sobrepeso y consiguen adelgazar, para mantener el peso deben comer menos que quienes siempre han sido delgados. En este caso diríamos que sus cuerpos simplemente se vuelven más eficientes y ahorradores gestionando la energía, para su desgracia. Pues bien, esta conclusión es especialmente importante para las estrategias para la lucha contra el sobrepeso, pero también debería ser útil contra el estigma que hay hacia las personas obesas. Sobre todo para evitar algunos pensamientos del tipo *"si los obesos controlaran su dieta como yo lo hago, no engordarían"*.

Ahí lo dejo.

¿Qué dicen las últimas teorías sobre el metabolismo y las calorías?

Hace tan solo unas páginas hemos visto que la cuestión de las calorías de los alimentos y de la energía que nos aportan es más complicada de lo que se suele pensar y que nuestro metabolismo puede sufrir cambios importantes respecto a su gasto energético. Son dos fotos de un panorama bastante más amplio que el popular (y falsamente simplificado) modelo del equilibrio energético, en el que lo único que importa es la diferencia entre la energía que entra y la energía que se gasta.

La adaptación metabólica que acabamos de conocer es solo uno de los elementos dinámicos que componen la ecuación de la obesidad; poco a poco investigadores de todo el mundo van despejando variables que permiten acercarse lentamente a las razones y mecanismos que la sustentan.

Así que es momento de conocer un poco mejor dicho panorama y tomar perspectiva, para saber lo que dicen la ciencia y los últimos estudios sobre las calorías y el gasto energético. En este caso voy a utilizar los textos de una revisión titulada *"Obesity Energetics: Body Weight Regulation and the Effects of Diet Composition"* (2017), los cuales he traducido y adaptado en los siguientes párrafos, ya que me parece que es muy completa, didáctica y detallada. Hace un buen recorrido por todos los aspectos importantes, poniendo buenos ejemplos y ofreciendo explicaciones sencillas pero rigurosas.

La obesidad se describe a menudo como un desorden del equilibrio energético, el consumo de más calorías de las que se necesitan para mantener la vida y para realizar trabajo físico. Aunque este concepto de balance energético es muy sencillo de entender, no proporciona una explicación causal de por qué algunas personas tienen obesidad o qué hacer al respecto.

En particular, la prevención de la obesidad es a menudo erróneamente descrita como una simple cuestión de contabilidad, en la que la ingesta de calorías debe ser igualada al gasto de calorías. Bajo este modelo de "calorías que entran-calorías que salen", el tratamiento de la obesidad equivale a aconsejar a la gente simplemente comer menos y moverse más, inclinando así la balanza del equilibro de las calorías y dando como resultado la pérdida constante del peso acumulado. En consecuencia, el fracaso en la pérdida de peso se debería a la falta de fuerza de voluntad necesaria para mantener un cambio en el estilo de vida durante un período de tiempo suficiente.

Sin embargo, esta visión simplista es incorrecta porque considera la ingesta y el gasto de energía como parámetros independientes que se pueden ajustar a voluntad y que posteriormente, permanecen estáticos, sin estar influenciados por cambios en el metabolismo relacionadas con la pérdida de peso. La realidad es que el consumo de energía y el gasto son variables interdependientes que se influyen mutuamente y de forma dinámica, junto al peso corporal. Los intentos de alterar el equilibrio energético a través de la dieta o el ejercicio son contrarrestados por adaptaciones fisiológicas que evitan la pérdida de peso.

Componentes del gasto energético

El gasto energético diario podría subdividirse en tres componentes: el efecto térmico de los alimentos, el gasto en actividad física y el gasto energético en reposo (Figura 1A). En las siguientes páginas vamos a conocer con detalle cada uno de ellos.

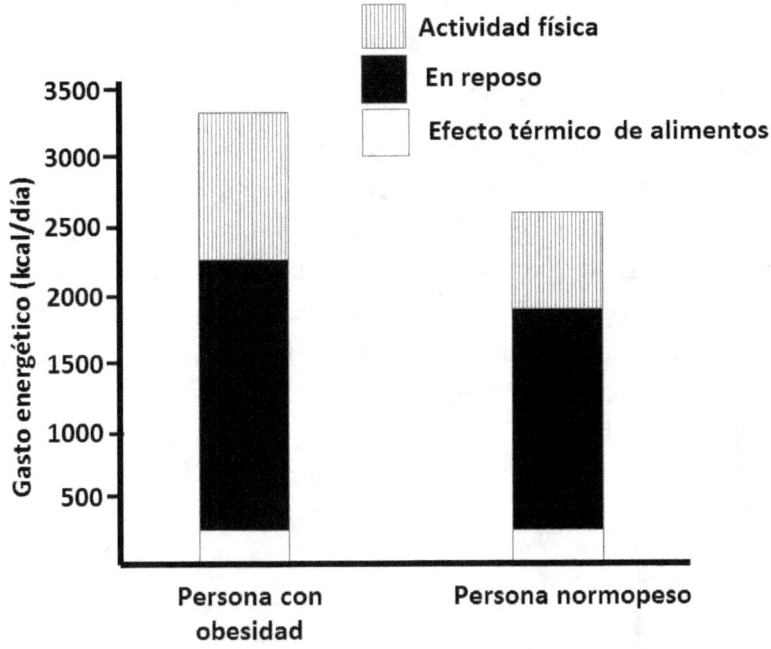

Figura 1A

Efecto térmico de los alimentos

El componente más pequeño del gasto energético diario en los seres humanos es el efecto térmico de los alimentos (también denominado «termogénesis dietética»). Se define como el aumento del gasto energético observado durante las horas posteriores a la ingestión de una comida. Se cree que el efecto térmico de los alimentos se debe al coste energético de la digestión, la absorción, el almacenamiento y el destino metabólico de los macronutrientes dietéticos. Aunque los mecanismos precisos que subyacen al efecto térmico de los alimentos no se conocen en su totalidad, se sabe que depende en gran medida de los macronutrientes, siendo las proteínas las que producen un mayor incremento en el gasto energético, seguidas de los carbohidratos y, en último lugar, de la grasa. En una dieta normal, el efecto térmico de los alimentos se aproxima a aproximadamente el 10% de la ingesta de energía (Figura 1A, área blanca).

Gasto energético en reposo

El gasto energético de reposo (REE) corresponde a la energía gastada cuando no se realiza actividad física y normalmente es la mayor contribución al gasto diario de energía. Contrariamente a la creencia popular, las personas con obesidad generalmente tienen un REE más alto (Figura 1A). Se sabe desde hace tiempo que la masa magra contiene tejidos metabólicamente más activos y por lo tanto contribuye más al REE que la grasa corporal. Como la masa magra aumenta con la obesidad (junto con la grasa corporal), el resultado es un aumento del REE en comparación con las personas normopeso (Figura 1B).

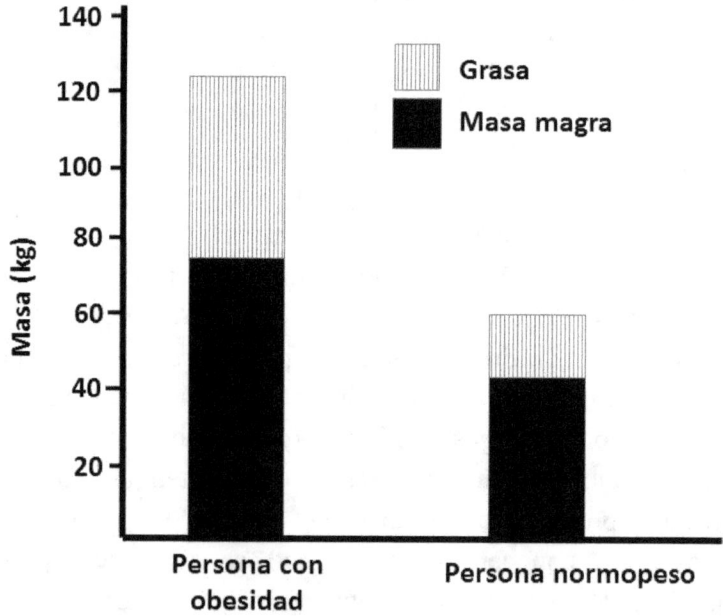

Figura 1B

El REE está linealmente relacionado con la masa magra y la grasa corporal en un amplio rango de pesos, de manera que la elevación del REE debido a la obesidad se puede prever en función de cierto peso y composición corporal. Puede considerarse que la masa magra y, en menor medida, la grasa, son buenos predictores del REE, pero estas variables explican sólo alrededor del 70% de su variabilidad interindividual. Para una composición corporal dada la desviación estándar residual del REE es de aproximadamente 300 kcal por día. Dado que los órganos que contribuyen a la masa magra tienen una amplia gama de tasas metabólicas, parte de la variabilidad residual de los REE después de tener en cuenta la grasa corporal y la masa magra puede ser debida a las variaciones en las masas de los órganos. Para cuantificar el tamaño de los órganos y las ecuaciones de predicción del REE que suman las tasas metabólicas individuales de diversos órganos se han utilizado metodologías de resonancia magnética y se ha llegado a explicar aproximadamente el 80% de la variabilidad.

Otro contribuyente potencialmente importante al REE está relacionado con otros procesos metabólicos relacionados con la consecución de la energía, algunos de ellos citados en páginas anteriores. La gluconeogénesis, la lipogénesis de novo, la síntesis de triglicéridos y la renovación de proteínas requieren energía y estas tasas pueden estar influenciadas significativamente tanto por el contenido energético de la dieta como por su composición.

Gasto por actividad física

El gasto por la actividad física puede subdividirse en dos tipos de actividades, el ejercicio voluntario y las actividades de la vida diaria. La energía gastada en la actividad física está determinada por su duración e intensidad pero también tiene relación con el peso corporal total. Por lo tanto, a pesar de ser normalmente menos activas físicamente, las personas con obesidad a menudo tienen costos energéticos diarios para la actividad física similares a quienes no sufren obesidad (Figura 1A). Además, el gasto energético de la actividad física disminuye con la pérdida de peso a menos que su cantidad o intensidad aumente.

Influencia del ejercicio sobre el gasto energético y el peso corporal

Aunque a menudo el ejercicio se considera una opción de tratamiento prioritaria para la obesidad, para dar lugar a una modesta pérdida de peso son necesarias grandes cantidades de ejercicio. La parte más positiva es que da lugar a una reducción del peso preferentemente por pérdida de por grasa corporal, manteniendo la masa magra - algo que no siempre ocurre con la dieta. Lamentablemente, el ejercicio no parece prevenir la "desaceleración" de la tasa metabólica (la que hemos visto en el apartado anterior) durante el adelgazamiento.

Las intervenciones con ejercicio normalmente resultan con menos pérdida de peso de lo esperado según las calorías gastadas y los cambios de peso individuales son muy variables, incluso cuando se supervisa el ejercicio para asegurar la adhesión. Una explicación probable de estos resultados es que la energía gastada durante el ejercicio se compensa de forma variable por cambios en la ingesta de alimentos y otros comportamientos, como veremos más adelante.

Modelos recientes intentan explicar este fenómeno. Por ejemplo, el "modelo de gasto energético restringido" propone que el gasto energético por la actividad física se compensará con la disminución del gasto en otras actividades (es decir, el efecto térmico de los alimentos o el REE), lo que se traducirá en un desequilibrio energético mínimo. Según estos modelos el gasto energético diario ajustado para la composición corporal es relativamente constante para una amplia gama de niveles de actividad física y además, se ha observado que los aumentos progresivos en la cantidad y la intensidad del ejercicio aeróbico no conducen a aumentos correspondientes en el gasto energético total diario al alimentarse libremente.

Por último, la incapacidad para aumentar el gasto diario a medida que aumenta el volumen y la intensidad del ejercicio puede ser debido a las mejoras de la eficiencia biomecánica que disminuyen el gasto energía

Influencia de la ingesta energética en el gasto energético

Las reducciones en la ingesta energética conducen a una disminución del gasto energético en mayor medida de lo esperado, en función de los cambios en la composición corporal o del efecto térmico de los alimentos. Como ya hemos visto anteriormente, este fenómeno se denomina "termogénesis adaptativa" o "adaptación metabólica" y puede continuar durante años después de restablecer el equilibrio energético tras adelgazar. Los mecanismos de la adaptación metabólica no están claros, pero pueden estar relacionados con la disminución del impulso simpático o una actividad tiroidea problemática, posiblemente como resultado de la disminución de la leptina.

La adaptación metabólica puede ser interpretada como la respuesta del cuerpo a un estado de ayuno, disminuyendo el costo energético en un intento de prolongar la vida, dado que las reservas de energía del cuerpo son finitas. Pero también esta teoría tiene sus sombras, ya que la intensidad de la adaptación metabólica no se ve atenuada por la cantidad de energía almacenada. ¿Si dispongo de mucha grasa acumulada, qué sentido tendría reducir el gasto energético? Los datos muestran que las personas con obesidad, que tienen grandes reservas de energía, experimentan disminuciones en el gasto energético similares en magnitud a las que tienen menos reservas de energía.

En contraste con el creciente consenso que respalda la existencia de importantes adaptaciones metabólicas al reducir la alimentación y al perder peso, la respuesta adaptativa a la sobrealimentación y al aumento de peso es menos clara. Aunque algunos investigadores han observado que la sobrealimentación provoca aumentos muy variables en el gasto de la actividad física normal, que pueden ser mayores de lo esperado en base a los cambios de peso observados, otros han encontrado que el aumento del gasto energético asociado con la sobrealimentación es coherente con lo esperado en función del aumento del efecto térmico de los alimentos, el aumento del REE y el gasto por actividad física, de acuerdo al sobrepeso acumulado.

Influencia de los macronutrientes en el equilibrio energético y la composición corporal

Como hemos visto al conocer los procesos metabólicos asociados a la obtención de la energía, la oxidación de carbohidratos, grasas y proteínas puede relacionarse con la energía derivada de su combustión en un calorímetro, haciendo las correcciones oportunas. De esa forma, cuando los macronutrientes se oxidan en un calorímetro mediante combustión o a través de las intrincadas vías bioquímicas dentro de las células, podríamos decir que "una caloría es una caloría". Sin embargo, las dietas isocalóricas que difieren en la composición de macronutrientes pueden resultar en un reparto diverso del almacenamiento de energía, por ejemplo más inclinado hacia la grasa corporal que hacia la creación de proteínas. En este caso a largo plazo se alterarán las proporciones de grasa corporal y masa magra y todo ello influirá en el gasto energético.

Se sabe que la proteína dietética influye positivamente en la masa magra durante la pérdida y el aumento de peso. Según metaanálisis recientes la proteína dietética da como resultado una pequeña influencia positiva en el REE al seguir dietas reducidas en calorías y bajas en grasas de ~ 150 kcal / día. La sobrealimentación con dietas ricas en proteínas o el seguir dietas de mantenimiento de pérdida de peso de este tipo también conduce a pequeños aumentos en el REE y a aumentos en el gasto diario de energía.

Mientras que las dietas altas en proteínas parecen ofrecer ventajas con respecto al gasto energético y a la composición corporal, hay debate respecto a los efectos relativos de los carbohidratos y la grasa en la dieta. De acuerdo con el popular modelo "carbohidratos/insulina" de la obesidad (que conoceremos con más detalle en el siguiente apartado), las dietas ricas en carbohidratos serían particularmente engordantes debido a su propensión a elevar la secreción de insulina, promoviendo el almacenamiento de la grasa en el tejido adiposo y dificultando su oxidación por parte de los tejidos metabólicamente activos, conduciendo a una disminución adaptativa en la tasa metabólica. En contraste, dado que la grasa dietética no estimula la secreción de insulina, las dietas más bajas en carbohidratos pero más altas en grasa reducirían la secreción de insulina promoviendo así la pérdida de grasa del tejido adiposo haciendo que los ácidos grasos libres estén disponibles para su uso por los tejidos metabólicamente activos. La mayor disponibilidad de combustible conduciría teóricamente a un aumento de la tasa metabólica, aportando una ventaja metabólica en las dietas muy bajas en carbohidratos que supondría unas 400-600 kcal / día de gasto energético adicional.

Tales aumentos en el gasto diario de energía podrían explicar por qué las dietas bajas en carbohidratos sin restricciones en calorías suelen dar lugar a una mayor pérdida de peso a corto plazo en comparación con las que reducen la energía y las bajas en grasa. De hecho, la dieta original de Atkins que restringía los carbohidratos dietéticos, pero no las calorías, prometía a sus seguidores un "método alto en calorías para adelgazar para siempre" como resultado del aumento del gasto energético.

Desafortunadamente, la evidencia experimental no apoya tal ventaja metabólica. Al realizar una revisión sistemática y un meta-análisis de los efectos sobre el gasto energético diario y la grasa corporal de las dietas isocalóricas que difieren en su fracción de carbohidratos y grasa, pero con igual cantidad de proteínas (incluyendo sólo los estudios de alimentación controlados en los que se proporcionó la comida a los sujetos para así asegurar la adherencia), tras analizar las diferencias en el gasto energético entre dietas isocalóricas con proteínas iguales pero que difieren en la relación de carbohidratos/grasas la diferencia en el gasto de energía fue de 26 kcal / día, y mayor para las dietas bajas en grasa. La diferencia en el efecto de la grasa corporal entre ambos tipos de dieta fue de 16 g/d, con una mayor pérdida para las dietas bajas en grasa. Estos resultados están en la dirección opuesta a las predicciones del modelo carbohidratos/insulina, y los efectos son tan pequeños que no son fisiológicamente significativos. Insisto, más adelante profundizaremos con mucho más detalle en estos y otros resultados sobre este tema.

Sin embargo, es posible que las dietas isocalóricas que difieran en carbohidratos y grasas puedan tener efectos globales en la salud no relacionados con la grasa corporal total o con el gasto energético. Por ejemplo, los carbohidratos dietéticos pueden desempeñar un papel importante en la determinación de la ubicación de las reservas de grasa corporal y tal vez más carbohidratos refinados puedan conducir a un aumento de la grasa visceral y del hígado.

La composición de la dieta también puede influir en la ingesta de energía por otros mecanismos. Por ejemplo, el aumento de grasa en la dieta da lugar a una mayor ingesta de energía y una reducción de grasa consigue el efecto contrario. Sin embargo, las dietas muy bajas en carbohidratos y grasas pueden reducir el apetito al promover un aumento de cetonas, aunque los mecanismos de este efecto no están claros. Además, las dietas bajas en carbohidratos a menudo aumentan la ingesta proteica, que independientemente puede aumentar la saciedad y disminuir la ingesta energética total. Estos efectos pueden ayudar a explicar los beneficios a corto plazo para la pérdida de peso de dietas bajas en carbohidratos y altas en proteínas.

Control de retroalimentación de la ingesta de energía

Si bien existe un creciente consenso de que el gasto energético humano es dinámico y se adapta para "luchar" contra la pérdida de peso, la evidencia en este sentido respecto a la ingesta y el apetito es menos clara.

Los mecanismos moleculares de la regulación del apetito sugieren que su control forma parte de un complejo sistema neurobiológico que integra influencias sociales y ambientales con señales homeostáticas relacionadas con el peso corporal, como las de la leptina, que controlan el comportamiento alimentario a corto plazo y el consumo de energía a largo plazo.

Conseguir una ingesta energética controlada en seres humanos es un desafío en condiciones de laboratorio y extremadamente difícil en condiciones sin control. Las mediciones precisas de la ingesta energética en el laboratorio han demostrado que las manipulaciones de la dieta pueden conducir a cambios compensatorios a corto plazo en la ingesta y se ha observado una alimentación excesiva tras un estado experimental de semi-inanición y subalimentación a corto plazo, posiblemente como resultado de señales homeostáticas debidas a la pérdida de grasa corporal y tejido magro. Sin embargo, estos resultados no pueden ser fácilmente extrapolados a periodos de tiempo largos asociados con la regulación del equilibrio energético humano en el mundo real. De hecho, la ingesta de energía en condiciones de vida normal fluctúa ampliamente de un día a otro y muestra poca correlación a corto plazo con el gasto de energía o con el peso corporal.

Por lo tanto, investigar el control de la ingesta requiere la realización de mediciones precisas de la ingesta de alimentos en personas en su vida normal a lo largo de periodos de tiempo amplios, lo cual es un reto importante. Además, la medición del funcionamiento del circuito que modula la ingesta de energía requiere perturbar de forma encubierta el gasto de energía durante periodos de tiempo prolongados y medir los cambios resultantes en la ingesta. Estas dificultades se han abordado recientemente y por primera vez en humanos se calcularon los cambios a largo plazo en la ingesta de energía en pacientes con diabetes tipo 2 tratados durante un año con un inhibidor del transportador renal de sodio de glucosa, que producía un aumento sustancial en la cantidad de glucosa excretada en la orina. La pérdida de calorías a través de la glucosa se produjo sin que los sujetos fueran conscientes y dio lugar a una pérdida gradual de peso. En estas condiciones, se encontró que los sujetos también progresivamente aumentaron la ingesta media de energía en ~ 100 kcal / día por kilogramo de peso perdido - un efecto más de tres veces mayor que el correspondiente a la adaptación del gasto energético por la pérdida de peso. Vamos, que su organismo detectó el adelgazamiento que se estaba produciendo (mediante el "robo" de la glucosa) y activó los procesos necesarios que dieron lugar al impulsó de comer más.

Modelo estático, set-point y settling-point para la regulación del peso

El control a largo plazo de las señales relacionadas con la ingesta y el gasto de energía tiene profundas implicaciones para la regulación del peso corporal y la comprensión del tratamiento de la obesidad. Sin estos mecanismos de control la dinámica del peso corporal sería la del modelo estático de "calorías que entran-calorías que salen", donde la ingesta de energía y el gasto son variables independientes y el cambio del peso o las señales homeostáticas relacionadas, como las de la leptina, tendrían efectos insignificantes sobre la ingesta o el gasto de energía. La figura 3A ilustra la dinámica del peso corporal según un modelo estático de ese tipo, que simula un hombre de 90 kg que come y gasta 3200 kcal al día durante un año, seguido de un segundo año de reducción de 300 kcal en su dieta diaria y un tercer año final consumiendo de nuevo 3200 kcal al día. Las líneas horizontales representadas en el gráfico superior indican que la ingesta de energía (discontinua) y el gasto (continua) no tienen relación con el peso, y las líneas se solapan cuando hay equilibrio energético. Cuando el consumo se reduce, el desequilibrio energético es determinado solo por la distancia a la línea de gasto energético. El desequilibrio constante de energía resulta en una tasa constante de pérdida de peso (gráfico inferior). Y cuando se retoma la dieta original de 3200 kcal diarias, en la que se restablece el equilibrio energético, se conseguiría un peso corporal reducido y estable.

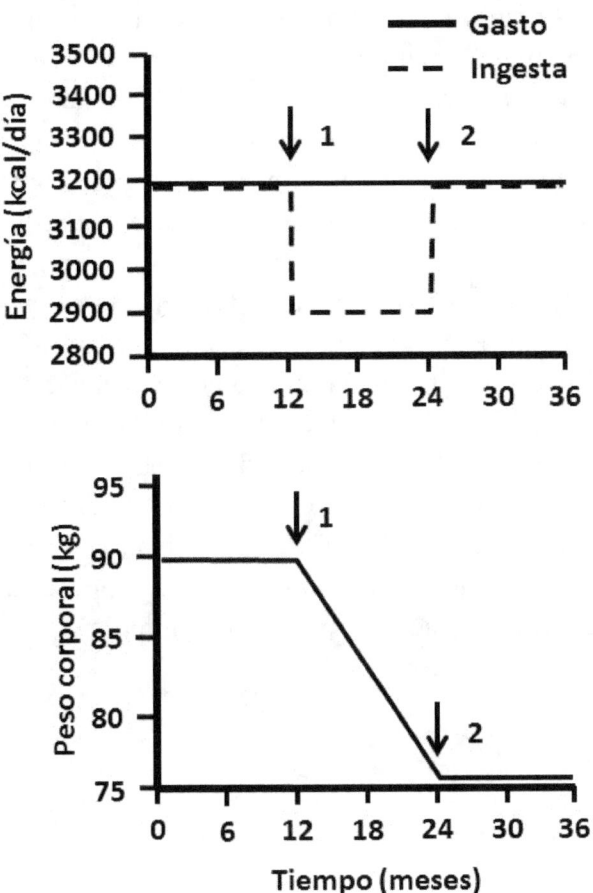

Figura 3A, modelo estático

Sin embargo, debido a que el gasto se considera erróneamente constante, el modelo estático proporciona predicciones poco realistas para la pérdida de peso esperada. Además, ignora las dificultades de mantener el peso perdido ya que supone que una ingesta de energía igual a la inicial permite el mantenimiento del peso perdido. A pesar de tales errores obvios, el modelo estático continúa siendo utilizado tanto en individuos como en poblaciones para predecir los cambios de peso.

La siguiente figura 3B ilustra un modelo más avanzado que el estático, denominado "settling point". En este caso se considera el efecto de retroalimentación negativa del aumento del gasto energético debido al peso corporal (con una pendiente de aproximadamente 20-30 kcal / día por kg). El peso corporal estable se determina por la intersección entre la línea de gasto energético creciente (continua) y la línea de ingesta de energía horizontal (discontinua), que se supone que es independiente del peso. Cuando se reducen 300 kcal / d de la dieta, correspondiente a un desplazamiento de la línea de la ingesta energética hacia abajo (línea discontinua, gráfico superior), el desequilibrio de energía disminuye, junto con el peso (gráfico inferior) de forma exponencial y tarda años en equilibrarse con un peso más bajo estable. Cuando la línea de ingesta de energía vuelve al valor original, la recuperación de peso se produce siguiendo un curso de tiempo exponencial, de forma similar a la fase de pérdida de peso (gráfico inferior).

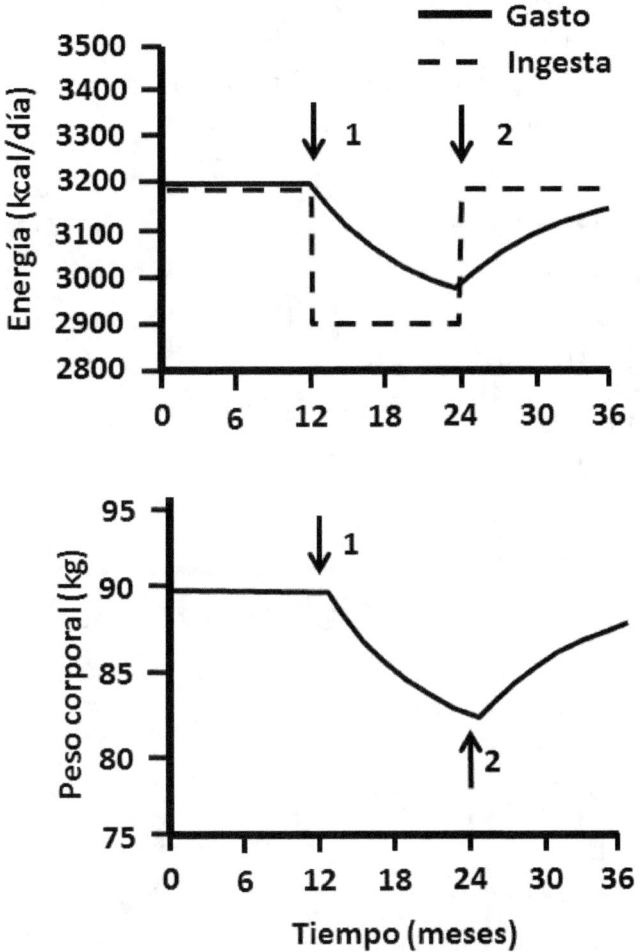

Figura 3B, modelo settling–point

Por último, la figura 3C ilustra otro modelo, el denominado "set-point", que incluye el control de retroalimentación tanto de la ingesta de energía como del gasto, con un gasto de energía que es función decreciente del peso (con una pendiente de aproximadamente -100 kcal / día por kg). Una intervención que cambia la ingesta de energía hacia abajo en 300 kcal diarias resulta ahora en una disminución transitoria en el gasto de energía que posteriormente aumenta de forma exponencial debido al aumento del apetito a medida que disminuye el peso, junto con una disminución paralela del gasto de energía (gráfico superior).

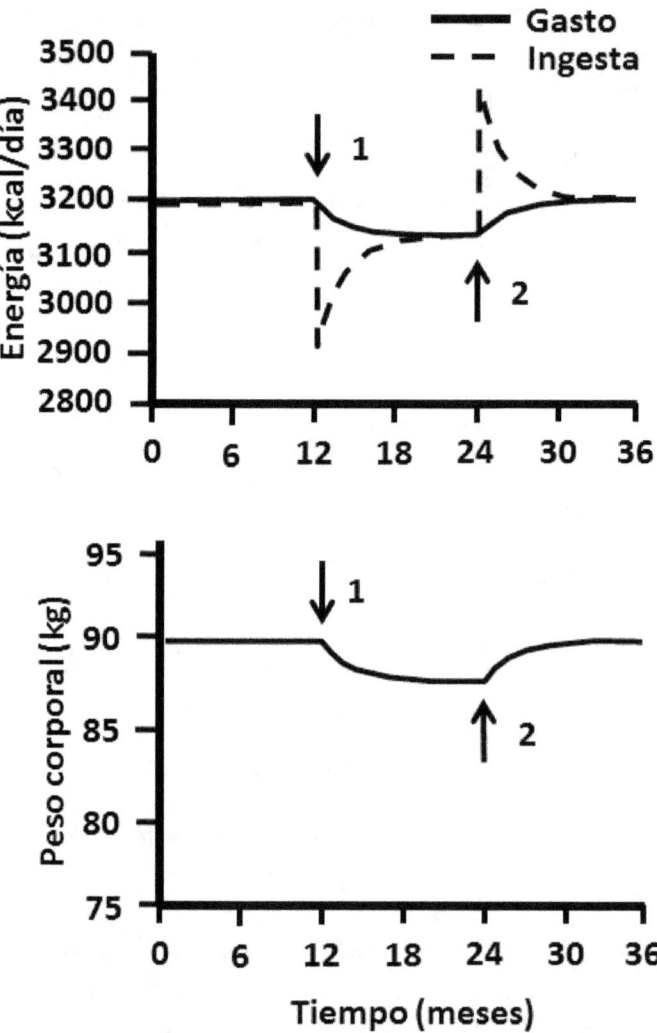

Figura 3C, modelo set–point

El periodo de tiempo para llegar al equilibro tras adelgazar (gráfico inferior) se acortará en gran medida en comparación con el modelo de settling-point, dando como resultado una meseta de pérdida de peso tras aproximadamente 6 meses, sin pérdida de peso adicional a pesar de continuar con la intervención. Tras interrumpir la intervención, la ingesta de energía aumenta transitoriamente por encima de la línea base, de forma similar a lo observado después de períodos de restricción calórica y se recupera rápidamente el peso.

Además del control de la retroalimentación a largo plazo de la ingesta, mediada por señales relacionadas con el peso y la composición corporal, el comportamiento alimentario también está fuertemente influenciado por factores sociales y ambientales, junto con hábitos alimentarios aprendidos. Desafortunadamente, todavía no conocemos los efectos cuantitativos de las influencias no homeostáticas en el modelo set-point, pero es probable que exista un amplio grado de variación individual. Algunas personas pueden experimentar cambios sustanciales en la ingesta de energía, junto con cambios de peso grandes, mientras que otros serán más estables. La reingeniería de los entornos sociales y alimentarios puede facilitar los cambios en la línea de consumo de energía, pero perder peso y mantenerlo usando solamente la fuerza de voluntad para reducir la ingesta de energía es difícil porque es necesario un esfuerzo considerable para poder resistir continuamente las adaptaciones fisiológicas que ocurren y que aumentan el apetito y reducen el gasto energético.

De cualquier forma insisto en que todas estas reflexiones extraídas de la revisión publicada en la revista *Gastroenterology* se centran en el punto de vista más calórico y termodinámico del sobrepeso. En mi opinión, para explicar y entender la obesidad hay otras perspectivas muy importantes, tales como la neuroendocrina o el contexto social, por las que el autor pasa de puntillas.

Respecto a la composición de la dieta, tampoco va más allá de los macronutrientes; por ejemplo, no se entra en los posibles efectos de diferentes tipos de grasas o carbohidratos, químicamente bastante dispares y posiblemente metabólica y fisiológicamente también.

Y respecto al gasto energético inducido por el ejercicio físico, podríamos completar las ideas comentadas con las conclusiones de otra revisión, *"Control of energy expenditure in humans"* (2016). Por lo visto, la capacidad para gastar energía se estabiliza a partir de cierto valor, debido probablemente a las adaptaciones que ocurren tanto en el metabolismo como en el funcionamiento biomecánico del cuerpo:

"El aumento del gasto energético a través de la actividad física es limitado. (...) el gasto energético aumenta con la actividad física en el caso de niveles reducidos de actividad, pero se estanca con niveles más elevados. (...) Una explicación podría ser la diferencia en la economía del ejercicio debido al entrenamiento, ya que dicha economía suele ser elevada en sujetos muy entrenados. Este fenómeno limita el efecto de un aumento de la actividad física en el gasto energético y explica así la relación curvilínea entre la actividad física y el gasto energético".

Los autores de otro estudio relacionado, *"Constrained Total Energy Expenditure and Metabolic Adaptation to Physical Activity in Adult Humans"* (2016) representaron visualmente este fenómeno con el siguiente esquema:

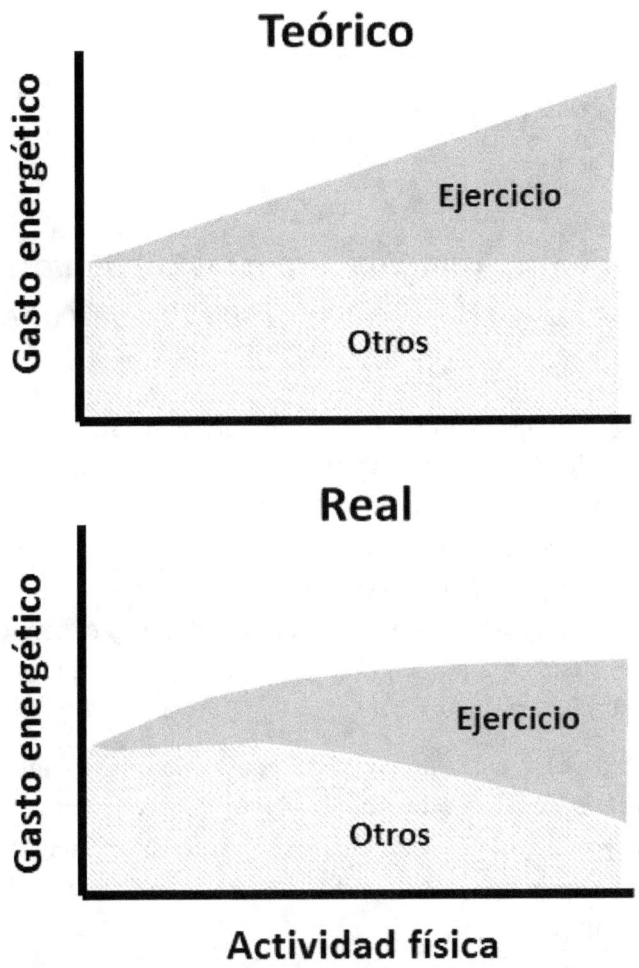

Para finalizar, como siempre, les recomiendo leer los artículos originales completos si desean profundizar en cada una de estas ideas, ya que incluyen casi un centenar de referencias. Todos ellos son de libre acceso y fácilmente localizables por internet.

¿Cuál es la relación entre los carbohidratos, la insulina y la obesidad?

Uno de los enfoques que va ganando protagonismo a la hora de explicar el origen del sobrepeso es el exceso crónico de alimentos de elevada respuesta glucémica. Es el llamado "modelo carbohidratos-insulina" (*"carbohydrate-insulin model"*), también denominado como "hipótesis de la insulina". Suele ser vehemente defendido por los seguidores de las dietas bajas en carbohidratos y si han leído "Lo que dice al ciencia para adelgazar" lo conocerán, porque también yo lo utilizo como explicación.

Antes de entrar a analizar, veamos cuáles son sus planteamientos fundamentales, empezando por la supuesta secuencia de sucesos digestivos y metabólicos, que en su conjunto darían lugar al proceso de ganancia de peso. Estas serían las fases que suelen relatarse de forma resumida:

1. Los alimentos ricos en carbohidratos y elevado índice glucémico, al digerirse y absorberse rápidamente, elevan la concentración de glucosa en sangre.

2. Para gestionar este exceso de glucosa, nuestro páncreas segrega gran cantidad de la hormona insulina.

3. El exceso de insulina provoca un contexto bioquímico que favorece el almacenamiento de grasa.

4. Si la concentración elevada de insulina en sangre se convierte en crónica (hiperinsulismo), se produce una insensibilización de las células a esta hormona, (llamada "resistencia a la insulina"), lo cual provoca una necesidad de mayor segregación de la misma para poder gestionar la glucosa, creando un círculo vicioso.

Evidentemente, detrás de cada uno de estos sucesos habría diversas explicaciones, hipótesis y mecanismos bioquímicos, pero no es el objetivo de este artículo el entrar en esos detalles. Además, en el primer paso se habla de "Índice glucemico", así que permítame incluir unas pocas explicaciones sobre este concepto. Como quizás usted ya sepa, la forma más habitual de medir la respuesta glucémica de un alimento es mediante el índice glucémico (IG) o la carga glucémica (CG); ambos nos informan de la variación de la concentración de glucosa en sangre durante un periodo de tiempo posterior a su ingesta. En principio, los alimentos muy ricos en glucosa o almidón, que tienen como materia prima cereales refinados (sin componentes poco digestibles como la fibra) son de elevada respuesta glucémica, por razones evidentes: aportan mucha glucosa (el almidón se forma mediante cadenas de esta molécula) y son de rápida absorción.

Como se explica en los estudios "*Estimating the reliability of glycemic index values and potential sources of methodological and biological variability*" (2016) y "*The concept of low glycemic index and glycemic load foods as panacea for type 2 diabetes mellitus; prospects, challenges and solutions*" (2016), estos dos indicadores, la IC y la CG, son poco precisos y suelen presentar una amplia variabilidad, en función del metabolismo personal o del resto de los alimentos ingeridos. Así que aunque pueden ser útiles, incluso entre personas con alteraciones en el metabolismo de la glucosa como los diabéticos y prediabéticos, hay que considerarlos solo como una referencia más, siendo conscientes de que hay que pensar en valores aproximados. Por ejemplo considerando 70 o más un valor de IG alto, de 50 a 70 un valor medio y menor de 50 bajo. Y en el caso de la CG, más de 20 se considera alta, entre 10 y 20 media y menos de 10 baja. Más o menos.

Bien, tras esta pequeña introducción es momento de entrar "en harina". La idea es tomar una posición escéptica en relación a la *hipótesis de la insulina* y toda su argumentación, para ponerla a prueba y conocer las cuestiones que todavía puedan estar sin resolver. Así es como suele comprobarse la validez de una teoría en ciencia.

Así que vamos a analizar la evidencia de cada una de sus premisas.

¿Muchos carbohidratos de elevado IG = mucha obesidad?

El resultado directo de la hipótesis de la insulina y de la secuencia de sucesos anterior sería deducir que una dieta rica en carbohidratos, especialmente si son de elevado índice glucémico, provoca irremediablemente sobrepeso. Algo que también podemos justificar con algunos metaanálisis que llegan a conclusiones coherentes con este razonamiento:

- *Long-term effects of low glycemic index/load vs. high glycemic index/load diets on parameters of obesity and obesity-associated risks: a systematic review and meta-analysis.(2013)*

- *Effects of low glycaemic index/low glycaemic load vs. high glycaemic index/ high glycaemic load diets on overweight/obesity and associated risk factors in children and adolescents: a systematic review and meta-analysis (2015)*

Sin embargo, hay importantes excepciones que no podemos pasar por alto.

Históricamente ha habido colectivos cuya dieta ha sido alta en carbohidratos pero cuyos miembros no han sufrido elevados índices de sobrepeso. Incluso todavía se puede encontrar algún caso de pequeños pueblos con este tipo de dietas y envidiables indicadores de salud, como se cuenta en el estudio de 2012 *"Fatty acid composition in the mature milk of Bolivian forager-horticulturalists: controlled comparisons with a US sample"*. Pero también es cierto que son excepciones de pequeña magnitud y con formas de vida bastante diferentes a las de occidente.

¿Hay algún caso más cercano, en el que las personas lleven una forma de vida más parecida a la nuestra, en la que haya sobredisponibilidad de alimentos y el sedentarismo sea elevado? Pues sí, tenemos un caso muy claro y evidente, Japón. Un país en el que sus habitantes disfrutan desde hace décadas de la mayor esperanza de vida de todo el planeta y uno de los menores índices de prevalencia de obesidad, según datos de la OMS.

Sin duda, esta privilegiada situación es consecuencia de diversos factores, tanto dietéticos como culturales. Y de políticas rigurosas y acertadas; la dieta de los japoneses es baja en azúcares, rica en vegetales y pescado y destaca por la moderación de sus raciones. Pero también es cierto que, en números redondos, la cantidad de carbohidratos que ingieren es bastante elevada. Prácticamente el 60% de la energía total la obtienen a partir de este macronutriente y de esta cantidad más de la mitad (un 40% de la energía) se corresponde con cereales, en su mayoría de un elevado índice glucémico, ya que hablamos de arroz (un 30%), junto con trigo (un 10%). Todo ello según sus estadísticas oficiales obtenidas en la *National Health and Nutrition Survey* de 2014.

Pues bien, a la hora de validar la hipótesis de la insulina no podemos obviar esta excepción. Ciertamente podremos analizar y estudiar las razones por las que sucede, pero su mera existencia debería impedirnos generalizar sin matices afirmando que las dietas con muchos carbohidratos provocan sobrepeso.

¿Mucha insulina = más grasa acumulada y menos gasto energético?

Vayamos ahora a la segunda cuestión, que está relacionada con la tercera afirmación, "*el exceso de insulina provoca un contexto bioquímico que favorece el almacenamiento de grasa*". ¿Hay pruebas sólidas que la respalden?

Para hacer un pequeño repaso de las investigaciones que se han hecho en este sentido, empezaremos por un reciente ensayo que fue específicamente diseñado para intentar responder esta cuestión. Se trata de "*Energy expenditure and body composition changes after an isocaloric ketogenic diet in overweight and obese men*" (2016).

(Nota: Este trabajo tiene bastante morbo porque fue liderado por Kevin Hall, un escéptico del modelo insulina-obesidad, pero financiado por NuSI, la entidad creada por el defensor de las dietas bajas en carbohidratos y de la hipótesis de la insulina, Gary Taubes.)

Durante esta investigación se sometió a un grupo de personas con sobrepeso a una dieta de adelgazamiento rica en carbohidratos durante un par de semanas y posteriormente se les cambió a una dieta cetogénica (muy baja en carbohidratos y que reduce notablemente los niveles de insulina en sangre) durante otras cuatro semanas, para comprobar cómo se modificaban el gasto energético y la grasa corporal ante concentraciones tan bajas de insulina.

¿Y cuáles fueron los resultados? Puede verlos en los siguientes gráficos (el primero es sobre el gasto en general y el segundo sobre el gasto durante el sueño):

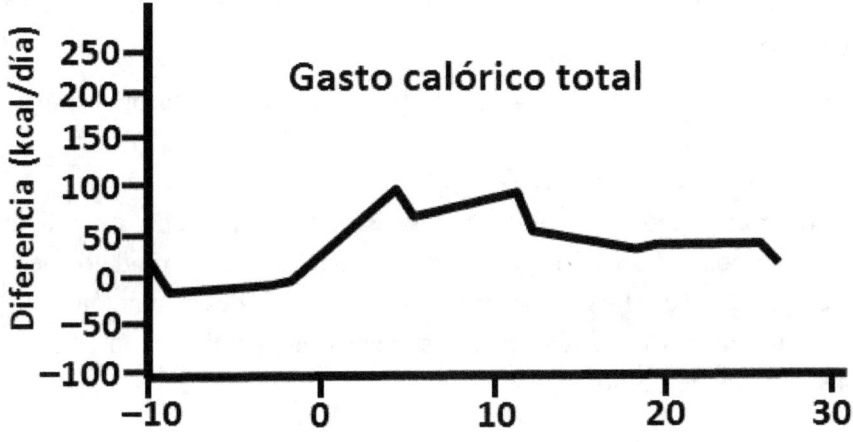

Gasto calórico total

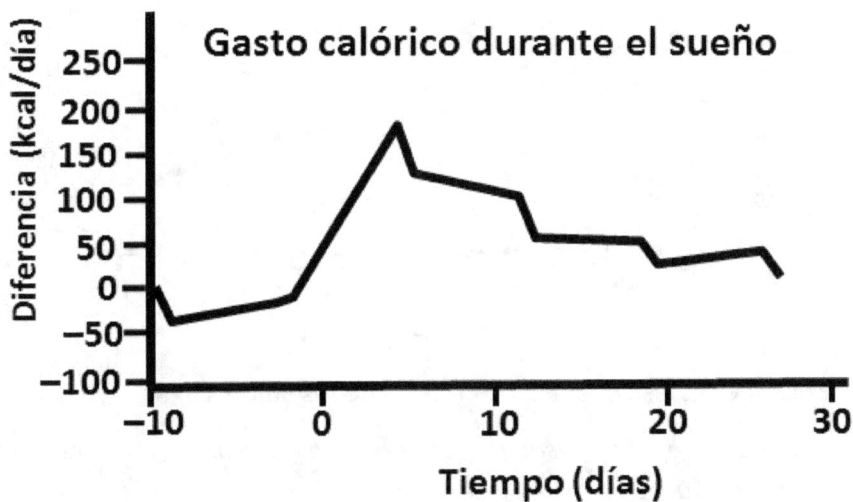

Gasto calórico durante el sueño

Respecto al gasto energético, se observó que tras iniciar ese tipo de dieta (marcada como punto 0 en el eje horizontal) se había producido un aumento del mismo. Viendo los valores, se aprecia que el aumento llegó a un máximo de 100 kcal/día en total y unas 200 kcal/día al dormir). Pero la tendencia era decreciente, es decir, el aumento del gasto energético tendía a reducirse según pasaban los días, hasta llegar a valores cercanos a 50 kcal/día tras cuatro semanas.

Respecto a la pérdida de grasa corporal, no se detectaron ventajas relevantes con la dieta cetogénica, las diferencias no fueron significativas en la reducción de la misma entre ambas estrategias. Al parecer, hubo una pequeña desaceleración al iniciar esta dieta (justo lo contrario de lo que se podría esperar con el modelo, pero que podría ser explicable por tratarse de una fase de adaptación), que desapareció tras las dos primeras semanas, igualándose con la de la dieta alta en carbohidratos:

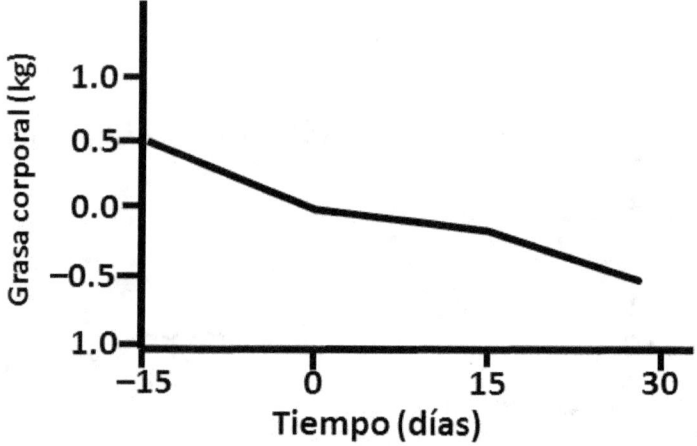

Y estas fueron las conclusiones finales de los autores:

"La dieta cetogénica isocalórica no estuvo acompañada de un aumento de la pérdida de grasa corporal, pero se asoció con un aumento relativamente pequeño del gasto energético, cercano a los límites de sensibilidad de la tecnología más avanzada utilizada"

Hay que destacar que, a pesar de haberse diseñado de forma muy específica y tener una duración relativamente amplia (lo cual, a fecha de hoy, convierte a esta investigación en una importante referencia sobre el tema), este estudio tampoco era perfecto. Sus propios autores lo consideraron y calificaron como "piloto" y "observacional" antes de su inicio. Probablemente la deficiencia más importante fue la asignación no aleatoria de la dieta a los participantes; se siguió la misma secuencia en todos los individuos, primero la dieta alta en carbohidratos y luego la baja, lo cual pudo influir en los resultados.

¿Hay más ensayos además de éste?

Sí, los hay. Podemos retroceder a 2012 para encontrarnos con el que se considera como la mayor prueba en favor de la hipótesis de la insulina, *"Effects of Dietary Composition on Energy Expenditure During Weight-Loss Maintenance"* (2012). En esta investigación previamente se puso a dieta a los sujetos durante 12 semanas y se estabilizó su peso. Posteriormente empezó realmente el ensayo, asignando aleatoriamente una de las tres dietas isocalóricas definidas, la muy baja en carbohidratos (10/60/30 de la energía a partir de carbohidratos/grasas/proteínas, respectivamente), la de bajo índice glucémico (40/40/20) y la baja en grasas (60/20/20).

En este caso los resultados fueron bastante más favorables para el modelo, ya que se detectó un claro aumento del gasto energético al seguir una dieta baja en carbohidratos, de unas 320 kcal/día respecto a la baja en grasas.

Sin embargo, el estudio tiene una pega: las dietas no tenían la misma cantidad de proteínas, la baja en carbohidratos aportaba un 30% de energía a partir de este macronutriente, frente a un 20% de la baja en grasas. Y como algunos de ustedes ya sabrán, las proteínas provocan un mayor gasto energético debido al efecto de la termogénesis (energía necesaria para la metabolización del alimento), por lo que parte del aumento podría achacarse a esta diferencia de proteínas.

¿Es esta "interferencia" muy relevante? Según sus autores, no demasiado, ya que la termogénesis esperable sería modesta y bastante inferior a esas más de 300 kcal diarias. En el otro extremo estarían los más críticos, que piensan que esta variable podría afectar de forma importante a los resultados. Junto con otros posibles problemas de diseño y metodología.

Sigamos retrocediendo en el tiempo. Aunque realmente no fueron diseñados de forma específica para comprobar esta hipótesis, hay trabajos anteriores que han medido los cambios del gasto energético al variar la cantidad de carbohidratos. En la reciente revisión "*A review of the carbohydrate-insulin model of obesity*" (2017) se recopilaron los siguientes ensayos en los que se encontraron pequeñas diferencias en el gasto energético:

- *Failure to increase lipid oxidation in response to increasing dietary fat content in formerly obese women (1994)*

- *Effects of short-term carbohydrate or fat overfeeding on energy expenditure and plasma leptin concentrations in healthy female subjects (2000)*

- *Fat and carbohydrate overfeeding in humans: different effects on energy storage (1995)*

- *Occasional physical inactivity combined with a high-fat diet may be important in the development and maintenance of obesity in human subjects (2001)*

Sin embargo en estos otros no hubo cambios significativos:

- *Regulation of macronutrient balance in healthy young and older men (2001)*

- *Carbohydrate balance predicts weight and fat gain in adults (2006)*

- *Nutrient balance in humans: effects of diet composition (1991)*

- *Energy intake required to maintain body weight is not affected by wide variation in diet composition (1992)*

- *Energy-intake restriction and diet-composition effects on energy expenditure in men (1991)*

- *Changes in fat oxidation in response to a high-fat diet (1997)*

- *Fat and carbohydrate balances during adaptation to a high-fat (2000)*

- *Extent and Determinants of Thermogenic Responses to 24 Hours of Fasting, Energy Balance, and Five Different Overfeeding Diets in Humans (2013)*

- *Metabolic adaptation to high-fat and high-carbohydrate diets in children and adolescents (2003)*

- *Effects of Dietary Fat and Carbohydrate Exchange on Human Energy Metabolism (1996)*

Según los más críticos, esta amplia lista debería ser suficiente para poder afirmar que no hay pruebas de la hipótesis de la insulina. En el otro extremo, defensores del modelo de la insulina como David Ludwig han criticado esta generalización, con la siguiente respuesta:

"(...) estos estudios están plagados de las mismas limitaciones inherentes, incluyendo corta duración, rigor limitado, mediciones indirectas de la composición corporal, falta de confianza de las cámaras metabólicas (que han demostrado subestimar la termogénesis adaptativa en comparación con el método de agua doblemente marcada), defectos de control de calidad y otras cuestiones. De los estudios citados, seis eran de 1 a 4 días, siete fueron de 7 a 15 días y sólo cinco fueron de 4 a 6 semanas. Uno de los estudios más largos se basó en datos recuperados de aproximadamente 30 años antes de la publicación, sin mediciones directas de la composición corporal o gasto energético. Los otros cuatro estudios más largos emplearon una severa restricción calórica que ensombreceria el efecto de los macronutrientes. Dos de estos estudios tenían sólo 4 sujetos por grupo. Los dos restantes

mostraban una ventaja de grasa visceral significativa y no significativa respectivamente, para la dieta baja en carbohidratos. Ya hemos recorrido este camino antes, con 40 años de dietas bajas en grasa basadas en la sobre-interpretación de la investigaciones metodológicamente limitadas. No volvamos a cometer el mismo error."

Como puede comprobar, la situación es realmente compleja. De cualquier forma, viendo los estudios y sus resultados, ¿usted cree que podemos afirmar con razonable seguridad que hay pruebas de que reducir los niveles de insulina mediante la dieta provoca un mayor gasto energético o un menor almacenamiento de grasa?

Personalmente, yo creo que no. Las pruebas que hay son pocas y con resultados diversos. Y, de cualquier forma, los datos indican que de confirmarse este efecto, tampoco sería de mucha magnitud, más bien al contrario.

¿Mucha insulina = resistencia a la insulina?

Para terminar, vamos a analizar una tercera cuestión, en este caso relacionada con el cuarto punto, el origen de la resistencia a la insulina.

Este fenómeno de la resistencia hormonal (o falta de sensibilidad) se conoce hace años y en la práctica significa que hace falta más cantidad de lo normal de insulina para llevar adelante los procesos metabólicos en los que participa. Como por ejemplo, los de gestión de la glucosa. El consenso entre los expertos respecto a que está íntimamente asociada a la obesidad es indiscutible, aunque lo que sigue sin resolver es la dirección de la causalidad: si un factor provoca el otro, o viceversa.

Los estudios han mostrado que hay bastantes circunstancias que son capaces de empeorar la sensibilidad a la insulina, como por ejemplo el consumo elevado de fructosa, la inflamación o el sedentarismo. Pero según las explicaciones que se suelen dar del modelo insulina-obesidad la resistencia a la insulina sería sobre todo consecuencia de un factor predominante: el hiperinsulinismo crónico. Es decir, los elevados niveles de insulina debidos a una dieta de elevado IG y durante largos periodos de tiempo. Esta situación provocaría que las células se fuesen "insensibilizando".

Para explicarlo, con frecuencia se recurre a utilizar la analogía de la tolerancia a las drogas (que lleva a tomarlas cada vez con más cantidad y frecuencia) o describiéndolo como una especie de "mecanismo de defensa" o de "insensibilización por saturación", como ocurre cuando estamos mucho tiempo en ambientes de mucho ruido.

Sin embargo, lo cierto es que no hay evidencias de peso para dar por válida esta relación de causalidad. Hay indicios bastante convincentes de que la administración de insulina exógena (inyectada) puede dar lugar a resistencia:

- *Exogenous hyperinsulinemia causes insulin resistance, hyperendothelinemia, and subsequent hypertension in rats (1999)*

- *Production of insulin resistance by hyperinsulinaemia in man (1985)*

- *Effect of sustained physiologic hyperinsulinaemia and hyperglycaemia on insulin secretion and insulin sensitivity in man (1994)*

- *Insulin Resistance and Hyperinsulinemia Is hyperinsulinemia the cart or the horse? (2008)*

- *Seven days of euglycemic hyperinsulinemia induces insulin resistance for glucose metabolism but not hypertension, elevated catecholamine levels, or increased sodium retention in conscious normal rats (1997)*

Pero a día de hoy no hay pruebas claras de que una dieta de elevado índice glucémico vaya a tener el mismo efecto.

Aunque en estudios de hace décadas se intentaba buscar la responsabilidad de la resistencia a la insulina en un nutriente único (siendo las grasas saturadas las que se llevaban la mayoría de las sospechas, por cierto), en la medida en la que se han ido realizando más investigaciones, las hipótesis han ido evolucionando. Los expertos han comprobado que, una vez más, la cuestión es más compleja de lo que se pensaba y las causas pueden ser muchas y muy variables. Hay muchos tipos de resistencia a la insulina, se produce en diversos tejidos (músculo, cerebro, grasa...) y la realidad es que todavía no se sabe con seguridad cuál es su origen y mecanismos exactos.

En la búsqueda de pruebas de la causalidad entre el exceso de insulina y la aparición de la resistencia a la misma, podemos analizar la relación entre una dieta de alto índice glucémico (que teóricamente dará lugar a mayores concentraciones de insulina) y el deterioro en el control de la glucosa, cuyo caso más extremo sería la diabetes tipo 2. Pues bien, estos serían los últimos metaanálisis de estudios epidemiológicos en los que se ha analizado esta relación y se ha encontrado positiva:

- *Glycemic index, glycemic load, and risk of type 2 diabetes: results from 3 large US cohorts and an updated meta-analysis (2014)*

- *Glycemic index, glycemic load, carbohydrates, and type 2 diabetes: systematic review and dose-response meta-analysis of prospective studies (2013)*

- *Is there a dose-response relation of dietary glycemic load to risk of type 2 diabetes? Meta-analysis of prospective cohort studies (2013)*

- *White rice consumption and risk of type 2 diabetes: meta-analysis and systematic review (2012)*

- *Dietary glycaemic index and glycaemic load in relation to the risk of type 2 diabetes: a meta-analysis of prospective cohort studies (2011)*

- *Glycemic index, glycemic load, and chronic disease risk--a meta-analysis of observational studies (2008)*

Aunque también hay uno en el que no se ha hallado relación:

- *Dietary glycemic index, glycemic load, and digestible carbohydrate intake are not associated with risk of type 2 diabetes in eight European countries (2013*)

De cualquier forma, el aumento de riesgo identificado es siempre bastante pequeño y no hay que olvidar que estamos hablando de estudios observacionales, muy susceptibles de verse afectados por variables de confusión y que no aportan información rigurosa sobre la causalidad entre las variables y su sentido. ¿Un exceso de insulina deteriora los mecanismos de control de la glucosa o viceversa? No lo sabemos con seguridad, pero probablemente la explicación y las relaciones de causalidad sean bastante más complejas que una simple relación en una sola dirección.

Si el modelo carbohidratos-insulina fuese el mecanismo fundamental de la obesidad y la resistencia a la insulina se produjera fundamentalmente por el exceso de insulina, también sería esperable una importante mejora de la sensibilidad a esta hormona al seguir una dieta baja en carbohidratos. Menos carbohidratos es igual a menos glucosa y menos glucosa es igual a menos segregación de insulina en sangre. Pero si echamos un vistazo a los ensayos de intervención en los que se intenta relacionar la dieta y la sensibilidad a la insulina (sin olvidar que son de corto-medio plazo), los resultados son heterogéneos y diversos. El único metaanálisis sobre el tema, "*Effects of Saturated Fat, Polyunsaturated Fat, Monounsaturated Fat, and Carbohydrate on Glucose-Insulin Homeostasis: A Systematic Review and Meta-analysis of Randomised Controlled Feeding Trials*" (2016), no encuentró efectos claros de los diferentes nutrientes en variables relacionadas con la sensibilidad a la insulina. Y buscando entre ensayos podemos encontrar de todo; hay trabajos en los que una dieta alta en carbohidratos (y supuestamente más insulinémica) puede mejorar más la sensibilidad a la insulina que una baja en carbohidratos:

- *Effect of high protein vs high carbohydrate intake on insulin sensitivity, body weight, hemoglobin A1c, and blood pressure in patients with type 2 diabetes mellitus (2005)*

- *Effect of a controlled high-fat versus low-fat diet on insulin sensitivity and leptin levels in African-American and Caucasian women. (1998)*

Pero también menos:

- *Comparison of a very low-carbohydrate and low-fat diet on fasting lipids, LDL subclasses, insulin resistance, and postprandial lipemic responses in overweight women (2004)*

- *A Lower-Carbohydrate, Higher-Fat Diet Reduces Abdominal and Intermuscular Fat and Increases Insulin Sensitivity in Adults at Risk of Type 2 Diabetes (2015)*

- *A Low-Carbohydrate as Compared with a Low-Fat Diet in Severe Obesity (2003)*

O no diferenciarse:

- *Comparison of Effects of High and Low Carbohydrate Diets on Plasma Lipoproteins and Insulin Sensitivity in Patients With Mild NIDDM (1992)*

- *A Randomized Trial of a Low-Carbohydrate Diet for Obesity (2003)*

- *Metabolic Effects of Weight Loss on a Very-Low-Carbohydrate Diet Compared With an Isocaloric High-Carbohydrate Diet in Abdominally Obese Subjects (2007)*

- *Effect of changing the amount and type of fat and carbohydrate on insulin sensitivity and cardiovascular risk: the RISCK (Reading, Imperial, Surrey, Cambridge, and Kings) trial (2010)*

- *An 18-mo randomized trial of a low-glycemic-index diet and weight change in Brazilian women (2007)*

Por otro lado, se sabe que la resistencia a la insulina puede mejorar de muy variadas formas, sobre todo perdiendo peso, pero también haciendo ejercicio, reduciendo el estrés o durmiendo bien.

Con todos estos datos, una vez más es realmente difícil sacar conclusiones. Creo que podemos deducir que, en la actualidad, no hay pruebas claras que muestren que la resistencia a la insulina se produce mayoritariamente debido a concentraciones elevadas de esta hormona provocadas por la dieta.

Comentarios finales

Vuelvo a recordar que el objetivo de este apartado era poner a prueba desde el escepticismo algunos de los argumentos con los que suelen (solemos) explicar el modelo carbohidratos-insulina de la obesidad. El resultado no es como para echar cohetes ya que, en contra de las expectativas, las investigaciones de los últimos años no han ayudado a despejar las cuestiones principales.

De cualquier forma, quiero hacer algunas puntualizaciones. En primer lugar, toda esta escasez de pruebas en las cuestiones presentadas podría cambiar en un futuro próximo. O tal vez no. Habrá que estar atentos a los estudios que se vayan publicando y decidir en función de sus resultados.

Por otro lado, todo ello tampoco significa que no haya evidencia bastante razonable para prescindir de gran parte de los alimentos de elevado IG, sobre todos los altamente procesados. Ni tampoco que las dietas bajas en carbohidratos no puedan ser útiles a algunas personas. Hay muchos estudios sobre el tema y que muestran evidencias en este sentido. Cada poco tiempo se publican revisiones y metaanálisis - como "*Systematic review and meta-analysis of dietary carbohydrate restriction in patients with type 2 diabetes*" (2017) - que lo vuelven a confirmar.

En resumen, hay que seguir trabajando por contrastar los modelos y los argumentos que utilizamos para explicar estos resultados. Si no sabemos cuáles son los mecanismos que hay detrás y qué es lo que realmente está ocurriendo, no podremos hacer previsiones y recomendaciones precisas y útiles para las personas, ya que corremos un gran riesgo de equivocarnos, especialmente cuando las condiciones cambian o se ven afectadas por otras variables.

Vuelvo a recordar que la obesidad es un fenómeno complejo, multifactorial, cuyas causas precisas todavía no se han determinado (quizás la hipótesis de la insulina sea una de ellas, o quizás no, y de cualquier forma, habrá bastantes más). Y cuyo tratamiento efectivo a largo plazo sigue siendo una asignatura pendiente para todos los expertos y en todos los países del mundo.

Así que lo dicho, a seguir trabajando y vigilantes...

¿Se puede reducir el índice glucémico de los alimentos?

Mientras dejamos a los expertos seguir trabajando para aclarar todos los asuntos sobre la relación entre la respuesta glucémica, la insulina y la obesidad, vamos a tratar otro tema relacionado con el IG: la posibilidad de reducirlo. Aunque la hipótesis de la insulina requiere de mucha más investigación, puede que de todas formas nos pueda interesar evitar los picos de concentración de glucosa que se suelen dar tras comer carbohidratos de rápida absorción.

¿Se puede cambiar de alguna forma la respuesta glucémica de los alimentos? ¿Podemos hacer algo para que su IG o CG sea menor?

La respuesta es afirmativa y los investigadores han llevado a cabo diversos estudios sobre el tema, con resultados bastante interesantes, que voy a citar a continuación.

La variabilidad del IG, entre otras cosas, se debe a que la velocidad de absorción de los alimentos depende de bastantes factores. Uno de ellos es "la compañía", es decir, el resto de alimentos; tras ingerir una comida, todos los alimentos que la forman se van juntando en las diferentes fases del proceso de digestión, influyendo por lo tanto en las características de la mezcla resultante.

Por ejemplo, ¿qué ocurre si antes de comer carbohidratos de rápida absorción comemos vegetales? Ya hablé de ello en el volumen anterior, y por los resultados de los ensayos que mostré, parece que esta sencilla estrategia puede ser útil. Ayuda a conseguir interesantes resultados que favorecen el control de la glucosa y la insulina y de paso, estamos promoviendo una mayor ingesta de vegetales. Algo siempre muy recomendable.

También se pueden conseguir resultados mediante las proteínas o grasas. Un ensayo sobre el tema con personas diabéticas, "*Manipulating the sequence of food ingestion improves glycemic control in type 2 diabetic patients under free-living conditions*" (2016), mostró que comiendo con anterioridad alimentos ricos en estos macronutrientes se reducen los picos y la variabilidad de la glucosa. Hay más estudios similares, llevados a cabo por otros equipos de investigación. Por ejemplo, en los siguientes ensayos los carbohidratos se mezclaron con diferentes tipos de aminoácidos, proteínas y/o grasas, consiguiendo también algunas mejoras:

- *Co-ingestion of essence of chicken to moderate glycaemic response of bread (2015)*

- *Effect of co-ingestion of amino acids with rice on glycaemic and insulinaemic response (2015)*

- *Glycaemic responses of staple South Asian foods alone and combined with curried chicken as a mixed meal (2015)*

- *Effect of chicken, fat and vegetable on glycaemia and insulinaemia to a white rice-based meal in healthy adults (2014)*

Y, por lo que se concluye en el trabajo "*Dietary fat and carbohydrate quality have independent effects on postprandial glucose and lipid responses*" (2016), esta reducción no parece depender demasiado del tipo de grasa utilizada.

Por otro lado, parece que la ingesta de vinagre en las comidas también podría ayudar a reducir los niveles de glucosa e insulina tras la comida. Al menos eso es lo que concluyó la revisión sistemática "*Vinegar consumption can attenuate postprandial glucose and insulin responses; a systematic review and meta-analysis of clinical trials*" (2017).

Pero seguramente la táctica más curiosa (y quizás menos conocida) para reducir la respuesta glucémica es otra: la de dejar enfriar una buena cantidad de tiempo el alimento tras cocinarlo. Este fenómeno se ha estudiado sobre todo en el arroz, como se cuenta en la revisión "*The glycaemic index of rice and rice products: a review, and table of GI values*" (2016) y puede conocerse con detalle en estudios como "*Effect of cooling of cooked white rice on resistant starch content and glycemic response*" (2014).

Este efecto no es exclusivo del arroz, también puede darse en otros alimentos ricos en almidón. Por ejemplo, en el estudio "*Studies on effect of multiple heating/cooling cycles on the resistant starch formation in cereals, legumes and tubers*" (2009) se analizó cómo variaba un componente muy especial y que está detrás de estos cambios, el *almidón resistente*. Tras varios ciclos de enfriamiento (24 horas en nevera) y calentamiento (10 minutos al baño maría) de cereales, legumbres y tubérculos, su concentración fue aumentando progresivamente.

En todos estos casos se produce un fenómeno de retrogradación y se sintetizan el almidón resistente y la amilosa, un tipo de almidón que no es digestible y que puede tener funcionalidades interesantes para la microbiota. Este fenómeno, junto con posiblemente otros cambios estructurales, son los que reducen de forma significativa la respuesta glucémica del alimento.

Quizás se esté preguntando si estas ventajas del enfriamiento también serían aplicables a la pasta. En principio me inclino a pensar que sí, pero lo cierto es que no he podido encontrar ensayos formales que lo confirmen.

Para terminar, una anototación: otra forma de reducir la respuesta glucémica de los alimentos es haciendo ejercicio. Aquí tienen unos estudios que así lo demuestran:

- *Glycemic reductions following water- and land-based exercise in patients with type 2 diabetes mellitus (2016)*

- *Glycemic control and hunger during recovery from high- and moderate-intensity Nordic skiing in well-trained skiers (2016)*

- *Short sprints (30s) attenuate post-prandial blood glucose in young healthy males (2015)*

- *cute high-intensity interval exercise reduces the postprandial glucose response and prevalence of hyperglycaemia in patients with type 2 diabetes (2012)*

- *Effects of different modes of exercise training on glucose control and risk factors for complications in type 2 diabetic patients: a meta-analysis (2006)*

- *Effects of exercise ´ on glycemic control and body mass in type 2 diabetes mellitus: a meta-analysis of controlled clinical trial (2001)*

¿Cuál es el índice glucémico de la cerveza?

La cerveza es uno de esas bebidas que con frecuencia acapara titulares en los que se mezclan (con bastante malicia y malas artes) beneficios para la salud, ciencia y marketing. Conviene recordar que en España este tipo de prácticas suelen provenir del entorno de la industria alimentaria (en este caso de los fabricantes y comercializadores de cerveza) y de sus iniciativas para hacer marketing encubierto. En este contexto, las discutibles afirmaciones suelen girar en torno a los supuestos beneficios que podrían tener sus polifenoles o su supuesta capacidad de hidratación.

Evidentemente, en todos estos titulares nunca se mencionan otras características o propiedades en las que la cerveza puede salir mucho peor parada. Una de ellas es el índice glucémico (IG), un indicador del que ya hemos hablado y que sirve para conocer (aproximadamente) el aumento de la concentración de glucosa en sangre. Y que se utiliza sobre todo entre los alimentos ricos en carbohidratos, pero que normalmente nunca se asocia a productos como la cerveza.

Para situarnos, conviene saber que los valores de referencia utilizados para el cálculo del IG son los del pan blanco y la glucosa pura, dos alimentos que provocan una importante respuesta glucémica, que se cuantifican como 100. Si la respuesta de otro alimento es mayor o menor, su valor quedará por encima o por debajo de 100, respectivamente. La mayoría de los alimentos tiene un valor por debajo de esta cifra.

Pues bien, hasta hace poco los valores de este indicador para la cerveza eran casi un misterio, pero allá por el año 2012 se publicó el primer estudio, "*Modifying effects of alcohol on the postprandial glucose and insulin responses in healthy subjects*", que obtuvo un inesperado (por elevado) valor: 119. Un valor que podía asustar a cualquiera, hasta el punto de hacer pensar que era casi imposible. Los autores en sus hipótesis propusieron una posible interacción entre el alcohol y los carbohidratos de la cerveza para justificarlo.

Desde entonces no se habían hecho más ensayos y este primer resultado no cuajó en las bases de datos, listas y webs sobre alimentos, que han seguido mostrando valores muy inferiores (algunas incluso cero). Afortunadamente posteriormente se publicó un nuevo estudio, que sin duda sirvió para disipar las incertidumbres que pudo generar el anterior. Se trata de *"Contributors to dietary glycaemic index and glycaemic load in the Netherlands: the role of beer"* (2016) y los autores se centraron en la cerveza Pilsner, ya que es la más consumida en Holanda, su país de origen.

Tras seguir los protocolos internacionales correspondientes, calcularon y compararon la evolución de la concentración de glucosa en sangre tras tomar cerveza por un lado y tras tomar glucosa por otro. Y el resultado fue de nuevo muy parecido y muy elevado: un valor de 89 para su IG.

Los autores también calcularon que, considerando su cantidad de carbohidratos, la cerveza tendría una carga glucémica (CG) de 3 gr/100ml, normalmente considerada baja. Pero ¿quién consume solo 100 ml de cerveza?

Teniendo en cuenta todos estos datos, estas fueron, literalmente, las conclusiones que redactaron:

"El valor del IG de la cerveza pilsner, tal como se determina de acuerdo con la metodología reconocida internacionalmente, fue de 89. A pesar de que el IG ha sido considerado comúnmente como una propiedad solo de alimentos con alto contenido en hidratos de carbono, la cerveza se pueden categorizar como un alimento de IG elevado, a pesar de su relativamente bajo contenido de hidratos de carbono. Dentro de la dieta holandesa, la cerveza tiene una considerable contribución tanto al valor absoluto de la CG como a la variación inter-individual en el IG y la CG, especialmente en los hombres. El IG y CG altos en la dieta de consumidores de cerveza se debe principalmente a la aportación de la cerveza. (...)

(...) el presente estudio proporciona un valor del IG fiable para la cerveza Pilsner (...). Tras las patatas, el pan, las bebidas azucaradas, los dulces, el vino, y el café y el té, la cerveza aporta una gran proporción de variabilidad en el IG y la CG dietético entre los holandeses. Por lo tanto, el consumo de cerveza se debe tener en cuenta cuando se estudie el IG y la CG de la dieta."

Creo que está bastante claro, ¿no?

Para terminar, una pequeña puntualización final, que en este caso incluso sirve para dar más fiabilidad al estudio: A pesar del resultado poco favorable para la cerveza, fue financiado con una beca del The Dutch Beer Institute.

¿En qué época del año se engorda más?

Todos los años nos pasa igual, ¿verdad? Los excesos de las celebraciones, casi siempre acompañadas de abundante comida y bebida, agitan nuestra conciencia y nos preguntamos si los pagaremos durante el resto del año, acumulando kilos que después no podremos eliminar. Aunque también es verdad que según otras teorías el sobrepeso no es cosa de lo que comemos durante un día especial, sino de la dieta habitual.

¿Y qué dicen los estudios? ¿Las comilonas de las fiestas son algo de lo que preocuparse?

Si hacemos una búsqueda rápida por las bases de datos habituales es fácil comprobar que hay bastantes investigaciones sobre el tema, centradas especialmente en el posible efecto de las vacaciones sobre el peso corporal. Aquí tiene algunas de las más recientes:

- *A prospective study on vacation weight gain in adults (2016)*

- *The effect of holiday weight gain on body weight (2014)*

- *What's the Latest on Holiday Weight Gain? (2013)*

Y también las hay centradas en niños:

- *From Kindergarten Through Second Grade, U.S. Children's Obesity Prevalence Grows Only During Summer Vacations (2016)*

- *Accelerated weight gain among children during summer versus school year and related racial/ethnic disparities: a systematic review (2014)*

- *School year versus summer differences in child weight gain: a narrative review (2014)*

- *Changes in weight over the school year and summer vacation: results of a 5-year longitudinal study (2013)*

Para poder interpretar fácilmente toda esta información y visualizarla mejor, en el reciente estudio *"Weight Gain over the Holidays in Three Countries"* (2016) se incluía un gráfico (que puede ver dividido en dos semestres en la página siguiente) con el cambio del peso a lo largo del año (en el caso de los adultos) en tres países diferentes, marcando las épocas festivas correspondientes. Como puede observar, en general los picos de ganancia de peso se concentran en las épocas en las que se celebran fiestas con excesos y mucha comida. Navidad, Año Nuevo y Semana Santa

Así que de estos trabajos (y algunos más) puede deducirse que, en efecto, los excesos de las vacaciones se pagan, ya que es la época del año en la que más se engorda; los adultos en el entorno de las navidades y los niños en verano.

Espero no haber sido demasiado aguafiestas...

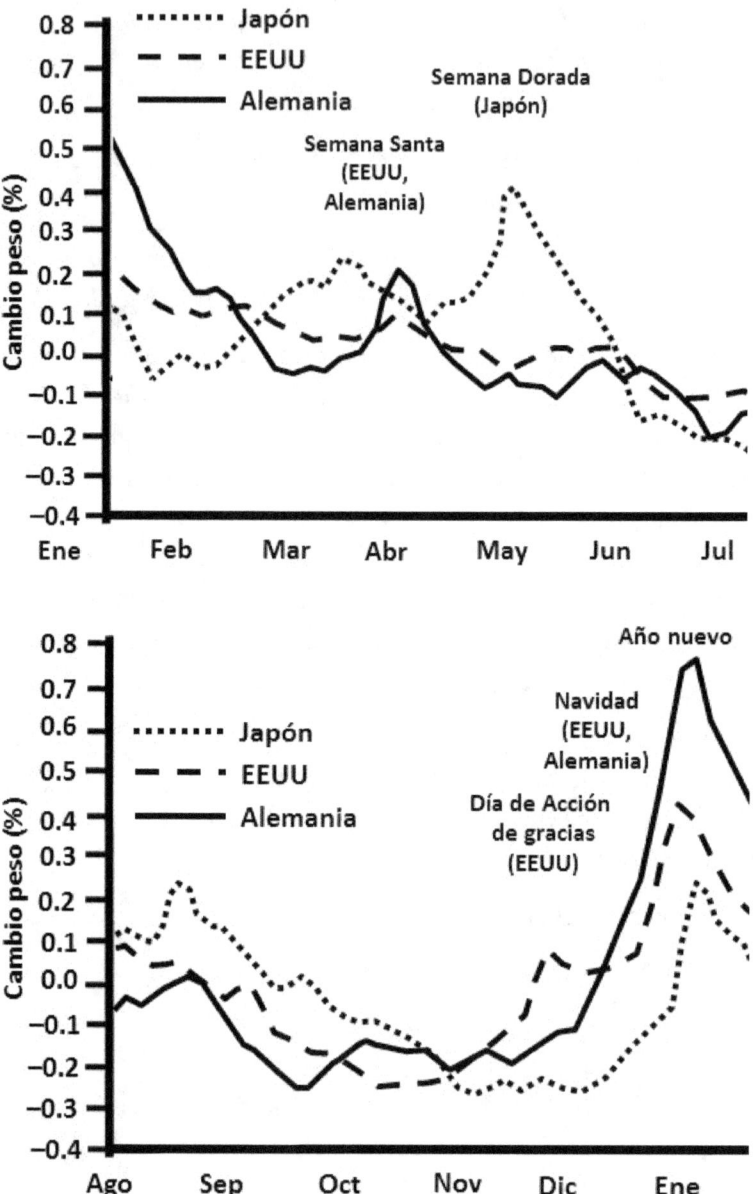

¿Cómo afectan el matrimonio y el divorcio al peso corporal?

Una buena forma de comprobar la complejidad de la obesidad y la influencia de los factores psicosociales y emocionales en su evolución es mediante el estudio de la relación entre el peso corporal y algunos factores del entorno, diferentes a la ingesta de alimentos o al ejercicio físico. Las correlaciones aparecen rápidamente y aunque en este tipo de estudios observacionales no conviene deducir alegremente causalidades directas, con frecuencia los resultados dan indicios de la existencia de variables relacionadas con la forma de vida y con su capacidad para modular otros hábitos más directamente relacionados con el metabolismo energético.

Seguramente uno de los cambios más relevantes que realizamos muchos de nosotros es el irnos a vivir en pareja. No hacen falta demasiadas explicaciones ni pruebas para confirmarlo, ya que en la mayoría de los casos nuestra vida se transforma en gran medida. Y, sin ninguna duda, muchos hábitos previos también. Lo mismo sucede en el proceso inverso, el pasar de vivir en pareja a vivir solo – por ejemplo tras divorciarse – un momento en el que también suelen producirse muchos cambios.

¿Y qué pasa con el peso corporal? ¿Vivir en pareja y divorciarse pueden estar relacionados con la grasa acumulada? Dos estudios casi simultáneos y complementarios – uno se centra en mujeres y el otro en hombres – pueden darnos información al respecto.

El primero es "*The impact of marriage and parenthood on male body mass index: Static and dynamic effects*" (2017), un trabajo en el que se utilizaron los datos de casi 9.000 hombres durante 14 años. Los autores plantearon ocho hipótesis en las que relacionaban el matrimonio, la paternidad y el peso corporal (en concreto el índice de masa corporal o IMC) y comprobaron si se confirmaban o no analizando dichos datos.

Estos fueron los resultados para cada una de ellas:

Hipótesis	Confirmación
1.Los hombres casados presentan mayor IMC que los solteros	✓
2.El IMC de los hombres es menor en el periodo previo al matrimonio	✗
3.El IMC de los hombres aumenta en el periodo posterior al matrimonio	✓
4. El IMC del hombre se reduce en el periodo previo y posterior al divorcio	✓
5. El IMC del hombre aumenta a aumentar el de su esposa y viceversa	✓
6. Los padres con hijos menores de 19 tienen mayor IMC que con hijos mayores o sin hijos	✗
7.El IMC del hombre aumenta durante el embarazo de la esposa	✗
8.El IMC del hombre aumenta tras el nacimiento del hijo	✓

En base a todo ello, las conclusiones de los autores fueron las siguientes:

"(...) se encontró que los hombres casados tienen un IMC mayor que sus homólogos no casados. El IMC masculino aumenta después del matrimonio y disminuye justo antes y después del divorcio. El IMC del cónyuge se correlaciona significativa y contemporáneamente durante el matrimonio (...)"

Respecto a las mujeres, unos meses antes se publicó el estudio *"Relationship Between Marital Transitions, Health Behaviors, and Health Indicators of Postmenopausal Women: Results from the Women's Health Initiative"* (2017). El enfoque de esta investigación fue bastante diferente al anterior ya que basándose en el conocido estudio observacional citado en el título, los autores analizaron la variación de diversos indicadores relacionados con la salud de unas 80.000 mujeres al casarse o divorciarse.

Y estos fueron los resultados de los indicadores más significativos, representados de forma gráfica:

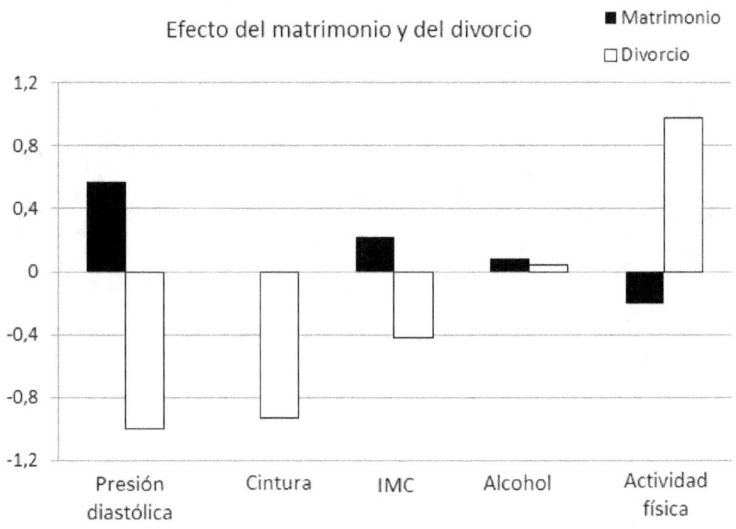

(Unidades: mmHg, cm, kg/m2, bebidas/día y MET-hora/día, para tensión, cintura, IMC, ingesta de alcohol y actividad física, respectivamente).

Como puede observar, en mujeres el matrimonio se asoció sobre todo a un aumento de la tensión arterial y del IMC y, por el contrario, a una reducción de la actividad física. Nada bueno. Por su lado, el divorcio a una reducción de la tensión, de la cintura y del IMC y a un aumento de la actividad física. Mucho mejor, aunque todas las variaciones fueron de una magnitud bastante pequeña.

Les dejo a ustedes la reflexión sobre las razones que puede haber detrás de estos cambios.

No me digan que no da juego para un debate entre familiares y amigos...

¿Influye el horario de las comidas en la salud?

Cuando se habla de horarios, nadie pone en duda la influencia de los ritmos circadianos en el funcionamiento de nuestro cuerpo. Hemos evolucionado durante millones de años bajo el influjo de diversos ciclos, entre los que sin duda destaca el protagonizado por el sol - el que da lugar al día y la noche - y que ha sido responsable de adaptaciones fisiológicas tan extremas como la existencia del sueño nocturno. Así que es esperable que una actividad tan relacionada con el metabolismo como es la alimentación también esté influenciada por dichos ciclos.

Sin embargo, la verdad es que la investigación sobre este tema no es demasiado amplia y se ha centrado en aspectos bastante concretos. Por ejemplo, existe una significativa cantidad de evidencia que relaciona las alteraciones del sueño con posibles disfunciones metabólicas y neurológicas. Pero hay otras cuestiones en las que nuestro conocimiento todavía es escaso, como por ejemplo la relación entre la ingesta de alimentos y la situación de estos ciclos circadianos - que normalmente suelen estar ajustados a ciertos horarios - y su importancia e influencia en la salud y el sobrepeso. Tenemos la típica planificación dietética diaria tan arraigada (cinco comidas al día, siendo las tres principales desayuno, comida y cena), que probablemente damos por hecho que esa es la mejor forma de comer. O, al menos, la más razonable a la hora de compatibilizarla con el trabajo y el resto de obligaciones personales y familiares. Por otro lado, es probable que la omnipresente influencia de la idea "en el sobrepeso lo único importante es la ingesta calórica total" tampoco habrá animado a muchos investigadores a profundizar en estas cuestiones.

Afortunadamente, durante los últimos años se ha despertado el interés por este tema entre algunos científicos, lo que ha dado lugar a algunas investigaciones, que han sido utilizadas para alimentar unas cuantas revisiones sobre el horario de las comidas y su influencia en la salud. Son las siguientes:

- *Nutrition Targeting by Food Timing: Time-Related Dietary Approaches to Combat Obesity and Metabolic Syndrome (2016)*

- *Meal frequency and timing: impact on metabolic disease risk (2016)*

- *Energy and Nutrient Timing for Weight Control: Does Timing of Ingestion Matter? (2016)*

- *Metabolic impacts of altering meal frequency and timing - Does when we eat matter? (2016)*

- *The Influence of Portion Size and Timing of Meals on Weight Balance and Obesity (2015)*

Las conclusiones de estas revisiones pueden complementarse con posteriores estudios realizados al respecto (tanto observacionales como de intervención):

- *Beneficial effect of high energy intake at lunch rather than dinner on weight loss in healthy obese women in a weight-loss program: a randomized clinical trial (2016)*

- *Distribution of energy intake throughout the day and weight gain: a population-based cohort study in Spain (2016)*

- *The timing of the evening meal: how is this associated with weight status in UK children? (2016)*

216

- *Timing of food intake is associated with weight loss evolution in severe obese patients after bariatric surgery (2016)*

- *Meal timing affects glucose tolerance, substrate oxidation and circadian-related variables: A randomized, crossover trial (2015)*

Pues bien, tras leer estos trabajos se deduce que la evidencia sobre la influencia de los horarios en las comidas es poco abundante y dispar; las revisiones siguen metodologías bastante heterogéneas y poco sistemáticas y los estudios son pocos y marcadamente diferentes, bastantes de ellos observacionales. Pero haciendo un esfuerzo por intentar sacar algún resultado concreto de todos estos textos, yo me inclinaría por estas conclusiones:

En primer lugar, no parece que sea positivo para la salud que la comida de mayor aportación calórica sea la de antes de acostarse, por lo que convendría evitar el cenar tarde y en exceso. Tampoco parece bueno retrasar demasiado la comida principal. Los efectos negativos de comer tarde podrían provocar la reducción del gasto energético, la inadecuada regulación de la glucosa y la alteración hormonal. Además, un horario de comidas irregular y cambiante también podría alterar negativamente estos aspectos y acentuar los problemas.

Por otro lado, desde la perspectiva de descartar mitos, también se podrían concluir un par de cosas. La primera es que no hay evidencias de que el aumento de la frecuencia de las comidas provoque beneficios para la salud ni un menor riesgo de sufrir sobrepeso, es decir, que hacer muchas y pequeñas comidas al día no tiene por qué ser positivo. La Asociación Americana del Corazón también llegó a estas conclusiones en su revisión realizada en 2017 *"Meal Timing and Frequency: Implications for Cardiovascular Disease Prevention: A Scientific Statement From the American Heart Association"*. Estas fueron, traducidas literalmente:

"Alterar la frecuencia de las comidas en condiciones isocalóricas no parece ser útil para disminuir el peso corporal o mejorar factores tradicionales de riesgo cardiometabólico (...) El impacto del horario de las comidas, particularmente la cena, necesita más estudio. A nivel epidemiológico las conclusiones sugieren un potencial efecto perjudicial de comer muy tarde sobre la salud cardiometabólica, pero los ensayos de intervención son pocos y con resultados muy diversos, por lo que no se pueden sacar conclusiones definitivas ni hacer recomendaciones. Además, el potencial efecto del aumento de la frecuencia de las comidas debe evaluarse en el contexto de horario y duración del periodo prandial diario."

Y, para finalizar, tampoco hay pruebas de peso sobre criterios para priorizar cierto tipo de alimentos o macronutrientes en ciertos momentos del día. Así que las creencias sobre que hacen falta carbohidratos por la mañana para rendir mejor o que los carbohidratos por la noche engordan de forma especial, de momento no son de más que eso: creencias.

Todo esto podría resumirse en forma de tres reglas generales:

1. Coma cuando tenga hambre y comida saludable.

2. Preferiblemente siguiendo horarios regulares.

3. No demasiado tarde.

Respecto a las hipótesis y posibles explicaciones de los diferentes autores sobre las causas de estos efectos, podrían resumirse afirmando que nuestro metabolismo estaría programado para diferentes actividades según los ritmos circadianos (ciclo día-noche) y que en algunos momentos no respondería demasiado favorablemente a las comidas, como por ejemplo en aquellos en que está cercano el momento de descanso.

Para ilustrarlo con un ejemplo, podemos ver un estudio más específico sobre cómo cambia el apetito en función de la hora del día. En la investigación "*The internal circadian clock increases hunger and appetite in the evening independent of food intake and other behaviors*" (2013) los expertos analizaron la sensación de hambre en personas sometidas a cambios en los periodos de sueño y en la duración y horario de las comidas, a lo largo del día y durante varios días. Y observaron que independientemente de dichos cambios, el gráfico de apetito que obtuvieron seguía un patrón claro. Podría decirse que el cuerpo estaba sincronizado internamente, mostrando mínimos de apetito al inicio del día y máximos al final del mismo, como los propios expertos detallaron en sus conclusiones:

"- En los últimos años, el sistema circadiano se ha demostrado que está intrínsecamente relacionado con la regulación del metabolismo.

- El sistema circadiano regula el hambre y el apetito independientemente del periodo de sueño y de las fases de ayuno/alimentación.

- A pesar del amplio ayuno nocturno, paradójicamente, la gente por lo general no tiene hambre por la mañana y el desayuno es típicamente la comida más ligera del día.

- Los máximos se producen por la noche, y pueden promover comidas más abundantes como preparación para el ayuno nocturno."

Lo dicho, todas estas conclusiones nos están ayudando a derribar muchos mitos sobre hábitos alimentarios muy arraigados.

Y más que caerán…

¿Cómo afecta el sueño al peso corporal?

Desde hace tiempo los expertos saben que el exceso de peso está íntimamente asociado al sueño. Por un lado, hay evidencia bastante sólida de que los problemas para dormir suelen ser más frecuentes entre personas que sufren de obesidad, ya que el sobrepeso dificulta disfrutar de un descanso adecuado. Por ejemplo, los siguientes metaanálisis de estudios observacionales identifican esta relación:

- *Short sleep duration and obesity among children: A systematic review and meta-analysis of prospective studies (2016)*

- *Sleep quality and obesity in young subjects: a meta-analysis (2016)*

- *Longitudinal impact of sleep on overweight and obesity in children and adolescents: a systematic review and bias-adjusted meta-analysis (2015)*

- *Sleep duration and obesity among adults: a meta-analysis of prospective studies (2014)*

- *Short sleep duration predicts risk of metabolic syndrome: a systematic review and meta-analysis (2014)*

Por otro lado, respecto a la causa-efecto en sentido contrario, es decir, la influencia de la falta de sueño en el peso corporal, también hay hipótesis que respaldan que las alteraciones en este sentido pueden agravar una situación de sobrepeso. Esta perspectiva es más difícil de comprobar, ya que necesitaríamos de ensayos de intervención bien diseñados para confirmarla, pero también resulta especialmente interesante, ya que puede dar algunas claves a la hora de pensar en la prevención de la obesidad.

Por ejemplo, en el año 2010 en el estudio "*Insufficient sleep undermines dietary efforts to reduce adiposity*" se observó que cuando un pequeño grupo de personas era sometido a una dieta de adelgazamiento y se le reducía el sueño a poco más de 5 horas diarias, el porcentaje de pérdida de peso de grasa también se reducía. Y, por contra, aumentaba la pérdida de de masa magra (músculo y tejidos), algo nada recomendable. Por otro lado, en el año 2013 en el trabajo "*Dietary Intake Following Experimentally Restricted Sleep in Adolescents*" los autores redujeron el tiempo de sueño de las personas investigadas y comprobaron que en esas condiciones ingerían más alimentos de mayor índice glucémico y más dulces.

Estudios similares a estos se han ido acumulando poco a poco, lo cual animó a un equipo de investigadores a hacer un metaanálisis en el año 2015, "*A Systemic Review and Meta-Analysis of Randomized Controlled Trials of the Impact of Sleep Duration on Adiposity and Components of Energy Balance*" (2015). Los expertos seleccionaron los ensayos aleatorios realizados hasta la fecha, diseñados para alterar el tiempo de sueño y estudiar los cambios en el peso corporal, llegando a las siguientes conclusiones:

"(...) Este metaanálisis pone de relieve algunos datos experimentales iniciales que sugieren que la manipulación de la duración o calidad del sueño puede tener efectos significativos sobre la composición corporal y otros factores relacionados con el balance energético. Los hallazgos de este análisis requieren de investigación adicional utilizando métodos y medidas más estandarizados, así como evaluaciones de resultados asociados a tamaños de muestra y duraciones suficientes para determinar si realmente existe una relación causal entre la duración del sueño y la regulación del peso

corporal. Sólo entonces podemos intentar cuantificar la solidez de esta relación."

En efecto, no fueron demasiado concluyentes.

Afortunadamente, posteriormente se publicó un segundo metaanálisis sobre el tema, *"The effects of partial sleep deprivation on energy balance: a systematic review and meta-analysis"* (2016). En este caso los investigadores recopilaron estudios en los que se analizó el efecto de la restricción del sueño en la ingesta y el gasto energético. Los autores detallaron de la siguiente forma sus conclusiones:

"La evidencia sugiere que la restricción parcial de sueño puede provocar un aumento de la ingesta energética, lo que conduciría a un balance energético positivo neto de 385 kcal por día. A largo plazo, esto puede implicar el aumento de peso; Sin embargo, aún queda por investigar. No encontramos cambios en el gasto energético, aunque puede atribuirse a variaciones de medición entre los estudios. (...) Nuestros resultados sugieren que el sueño puede ser un nuevo factor potencial para el control del peso, además de la actividad física y la intervención dietética."

Vamos, que al dormir menos, se comía más.

Otras recientes revisiones han llegado a resultados similares, tanto en adultos como en niños, encontrando indicios reseñables en el mismo sentido pero reconociendo que la investigación todavía es escasa:

- *Is sleep deprivation a contributor to obesity in children? (2016)*

- *Short sleep duration and dietary intake: epidemiologic evidence, mechanisms, and health implications (2015)*

- *The role of sleep in the regulation of body weight (2015)*

- *Obesity and Altered Sleep: A Pathway to Metabolic Derangements in Children? (2015)*

El tema parece seguir interesando a los científicos y cada poco tiempo podemos ver nuevos estudios y avances interesantes. Por ejemplo, en la investigación *"Effect of shortened sleep on energy expenditure, core body temperature, and appetite: a human randomised crossover trial"* (2017)", se analizó el efecto de la reducción del tiempo de sueño en varias variables relacionadas con el peso: el gasto energético, la temperatura corporal y el apetito. Para ello los expertos sometieron a un pequeño grupo de nueve sujetos a dos ciclos de sueño, con duraciones diferentes: un ciclo de 7 horas diarias y el otro de 3,5 horas. El experimento fue de diseño cruzado, es decir, todos los sujetos pasaron por ambos ciclos.

Y estas fueron las conclusiones:

"(...) la restricción del sueño redujo las hormonas intestinales (PYY y GLP-1) y aumentó la sensación de apetito, pero no alteró el gasto energético ni la utilización del sustrato. Además, una intervención de reducción del sueño de 3 noches redujo la temperatura corporal durante 48 horas en hombres jóvenes sanos. Tres noches de reducción del sueño pueden conducir a un balance energético positivo. Estos hallazgos sugieren que la cantidad de tiempo de sueño lleva a cambios en el equilibrio energético individual y los ritmos circadianos y puede aumentar el riesgo de obesidad".

De nuevo menos sueño dio lugar a una mayor ingesta.

Respecto a las razones del impacto negativo de la reducción del sueño en el metabolismo, todavía hace falta bastante investigación al respecto, pero la mayoría de las hipótesis giran en torno a la alteración de la concentración de ciertas hormonas y del funcionamiento del circuito de recompensa. Estos cambios podrían provocar un aumento del apetito y del deseo de alimentos más sabrosos y palatables, que normalmente también son más energéticos y susceptibles de comer sin control.

Estos son algunos estudios con conclusiones en ese sentido:

- *Increased impulsivity in response to food cues after sleep loss in healthy young men (2015)*

- *Sleep Restriction Enhances the Daily Rhythm of Circulating Levels of Endocannabinoid 2-arachidonoylglycerol (2016)*

- *Sweet/dessert foods are more appealing to adolescents after sleep restriction (2015).*

- *Acute sleep deprivation increases portion size and affects food choice in young men (2013)*

- *Prefrontal Cortex to Accumbens Projections in Sleep Regulation of Reward (2016)*

- *Acute Sleep Deprivation Enhances the Brain's Response to Hedonic Food Stimuli: An fMRI Study (2012)*

- *Sleep restriction leads to increased activation of brain regions sensitive to food stimuli (2012)*

En definitiva, teniendo en cuenta todas estas investigaciones, es bastante probable que una buena higiene del sueño sea relativamente importante para la prevención del sobrepeso. Quizás no sea un factor por sí solo suficiente para adelgazar, pero parece que no dormir lo necesario puede influir de manera significativa en los malos hábitos alimentarios y, en consecuencia, en un mayor riesgo de obesidad.

¿Dejar de fumar provoca aumento de peso?

Si tuviéramos que elegir una recomendación en la que el consenso médico sea total, probablemente nos quedaríamos con la de dejar de fumar. Si lo pensamos un poco, es sorprendente que todavía esté tan extendido un hábito tan absurdo como peligroso, que provoca unas cinco millones de muertes al año y que es responsable de multitud de efectos negativos para la salud. Algunos estudios concluyen que los fumadores pueden reducir su esperanza de vida incluso más de diez años respecto a los no fumadores y, casi con toda probabilidad, verán empeorar ostensiblemente su calidad de vida, sobre todo a las edades más avanzadas. Así que no voy a extenderme en detallar los indudables beneficios de abandonar su consumo.

Sin embargo, dejar de fumar es difícil, ya que la nicotina, junto con los diversos compuestos químicos que le acompañan, es una sustancia muy adictiva. Además de esta adicción, hay otras razones (menores) que también suelen servir de argumento para no animarse a dejarlo. Una de ellas es el miedo a engordar, ya que casi todo el mundo conoce a alguien que ha pasado por la experiencia y que posteriormente ha ganado unos cuantos kilos.

Pero ¿es cierto que dejar de fumar engorda? ¿Hay estudios que lo confirmen?

La verdad es que se ha publicado una buena cantidad de estudios sobre el tema, lo que finalmente han permitido recopilarlos y realizar un par de revisiones sistemáticas. Una de ellas es "*The association between quitting smoking and weight gain: a systemic review and meta-analysis of prospective cohort studies"* (2015), en la que se analizaron 35 estudios que involucraron a 65.000 personas que habían dejado de fumar. Y los autores concluyeron lo siguiente:

"La ganancia de peso media fue de 4,10 kg y el aumento del índice de masa corporal fue de 1,14 entre quienes dejaron de fumar. (...). Los análisis de subgrupos por región geográfica encontraron que la diferencia en la ganancia de peso era considerablemente mayor en los estudios de América del Norte comparados con los de Asia (...)"

Otras revisiones, como *"The effect of tobacco cessation on weight gain, obesity, and diabetes risk"* (2016) confirmaron que el tabaco daña la salud, incluso durante el proceso de abandonar su consumo:

"A pesar de los beneficios para la salud de dejar el tabaco, el aumento de peso después de dejarlo y la aparición de la obesidad y la diabetes son una preocupación importante"

Unos pocos años antes se había publicado otro metaanálisis, *"Weight gain in smokers after quitting cigarettes: meta-analysis"* (2012), incluyendo los datos de 62 estudios que analizaron hasta los 12 meses posteriores al abandono del hábito de fumar. Y las conclusiones fueron bastante parecidas a las más recientes:

"El dejar de fumar se asoció a un aumento medio de 4-5 kg de peso corporal después de 12 meses de abstinencia, y la mayor velocidad de ganancia de peso se produjo a los tres meses de dejar de fumar. La variación en el cambio de peso es importante, con alrededor del 16% de las personas mostrando pérdida de peso y un 13% una ganancia de más de 10 kg. (...) Las estimaciones de aumento de peso fueron similares para las personas que utilizaron diferentes tratamientos farmacológicos. Las estimaciones también fueron similares entre las personas especialmente preocupadas por el aumento de peso y los no preocupados."

Sin embargo, quiero destacar que en esta revisión de 2012 se incluyó una serie de análisis segmentados bastante interesantes. Los autores agruparon a los sujetos en función de la variación de su peso tras dejar de fumar por categorías. Tres de ellas (>10kg, 5-10 kg y < 5 kg) englobaban a de personas que engordaron y una a las que perdieron peso. Y la buena noticia es que unos cuantos no solo no engordaron, sino que incluso adelgazaron.

Así que todavía hay esperanza, ya que no todo el mundo está abocado a ganar peso. Aproximadamente en un 15% de personas ocurre exactamente lo contrario.

De cualquier forma, hay que dejar claro que el fumar no inmuniza contra el sobrepeso, ni mucho menos. De hecho, las estadísticas en este sentido presentan porcentajes de obesidad y sobrepeso muy similares a las de la población no fumadora. Pero alteraciones metabólicas mayores; los fumadores presentan más riesgo de sufrir diabetes tipo 2, desarrollan más resistencia a la insulina (e hiperinsulinemia compensatoria), mayores niveles plasmáticos de triglicéridos y niveles más bajos de colesterol HDL, como se confirmó en los siguientes estudios:

- *Relation of active, passive, and quitting smoking with incident type 2 diabetes: a systematic review and meta-analysis (2016)*

- *Smoking is associated with increased hepatic lipase activity, insulin resistance, dyslipidaemia and early atherosclerosis in Type 2 diabetes (2001)*

- *Insulin resistance and cigarette smoking (1992)*

- *Hyperinsulinaemia, dyslipidaemia and exaggerated adrenal androgen response to adrenocorticotropin in male smokers.(1993)*

Respecto a las razones que pueden estar detrás del fenómeno de engordar al dejar de fumar, la revisión "*Metabolic effects of smoking cessation*" (2016) analizó la cuestión en la revista Nature Reviews Endocrinology. Según cuentan sus autores, los procesos que relacionan el hábito de fumar con un menor peso corporal son complejos; algunos de los mecanismos por los cuales la nicotina provoca la pérdida de peso pueden ser "*la estimulación directa de receptor de melanocortina 4 (MC4-R), que resulta en la reducción del consumo de alimentos y los niveles en sangre de leptina, así como el aumento de la estimulación del sistema nervioso simpático, generando un aumento de los niveles de adrenalina y noradrenalina y también lipólisis. (...) Se produce una reducción del apetito en el hipotálamo y un aumento del gasto de energía debido al aumento de la actividad locomotora, aumento de la termogénesis del tejido adiposo marrón, aumento de la expresión de las proteínas UCP1 y UCP3 en el tejido adiposo marrón y la alteración en la utilización de los sustratos de combustible. A nivel bioquímico, la pérdida de peso inducida por la nicotina parece ser resultado de la inactivación de la AMPK en el hipotálamo.*"

De todos modos, las propuestas respecto a las razones por las que al dejar de fumar se engorda son variadas y probablemente todas ellas tienen algo de razón, ya que nos encontramos ante un fenómeno complejo, como siempre que hablamos de sobrepeso. En los siguientes estudios se explican algunos de estos posibles mecanismos:

- *High fat diet altered the mechanism of energy homeostasis induced by nicotine and withdrawal in C57BL/6 mice (2010)*

- *Changes in food reward following smoking cessation: a pharmacogenetic investigation. (2004)*

- *Overlapping neuronal circuits in addiction and obesity: evidence of systems pathology (2008)*

- *Self-Reported Weight Gain Following Smoking Cessation: A Function of Binge Eating Behavior (2010)*

- *Smoking Cessation Induces Profound Changes in the Composition of the Intestinal Microbiota in Humans (2013)*

- *Smoking cessation alters intestinal microbiota: insights from quantitative investigations on human fecal samples using FISH (2014)*

Por lo visto, la capacidad de la nicotina para suprimir el apetito se invierte. También podría ocurrir que ante la falta de activación del circuito de recompensa del tabaco se busque una sensación de placer comiendo más alimentos altamente palatables, ya que ambos hábitos involucran a áreas cerebrales comunes, lo que explicaría el hecho de que la nicotina puede ayudar a controlar algo mejor la alimentación compulsiva. Por otro lado, parece que dejar de fumar cambia la microbiota hacia una mayor proporción de firmicutes y actinobacterias y una menor proporción de bacteroidetes y proteobacterias.

En definitiva, que sí. Que dejar de fumar engorda y que por el momento no hay estrategias sólidamente probadas que sirvan para prevenir esta situación. Aunque probablemente no difieran demasiado de las que son necesarias para prevenir el sobrepeso en general.

De cualquier forma, debe quedar muy claro que los beneficios de dejar de fumar superan por goleada los posibles inconvenientes del aumento de peso. Es algo sobre lo que no hay ninguna duda. Y si se pregunta por lo que dice la ciencia respecto a cuál es el mejor método para hacerlo, siento decirle que no hay una receta mágica ni una solución especialmente exitosa. Los sustitutos (parches, chicles...) y la farmacología podrían ayudar, pero tampoco hacen milagros, como confirman en estudios recientes tales como *"Pharmacological interventions for smoking cessation: an overview and network meta-analysis*" (2013). Evidentemente, las pseudoterapias no son más que un timo. Y ni siquiera hay pruebas claras respecto a si es mejor dejarlo de golpe o progresivamente, como se concluyó en las siguientes investigaciones:

- *Comparing reducing smoking to quit with abrupt quitting (2012)*

- *Gradual Versus Abrupt Smoking Cessation: A Randomized, Controlled Noninferiority Trial (2016)*

Pero insisto: merece la pena intentarlo. Las veces que haga falta.

¡Ánimo!

¿Hasta qué punto puede influir la microbiota en la obesidad?

Si hubiera que elegir una serie de temas que estén "pegando" especialmente fuerte en el ámbito de la salud, probablemente uno de los más votados sería la microbiota intestinal. No hay rama ni especialidad sanitaria que no tenga tratamientos prometedores desde esta perspectiva, incluidas la obesidad y la nutrición. Pero el exceso de información es tan brutal, que es enormemente difícil separar el grano de la paja, especialmente si se es profano en la materia.

Personalmente, si tuviera que quedarme con un buen resumen sobre la microbiota y la obesidad, probablemente seleccionaría el editorial que se publicó en el año 2016 en la revista JAMA, titulado "*The Microbiome and Risk for Obesity and Diabetes*" (2016). Creo que a pesar de ser un texto breve y sencillo, es una buena introducción, así que me he decidido a traducirlo a continuación:

"La obesidad y la diabetes mellitus tipo 2 están influenciadas tanto por los genes, como por el estilo de vida. Eso no es noticia. Sin embargo, los genes en el microbioma humano también pueden desempeñar un papel importante y eso sí que lo es.

Durante décadas se ha sabido que las bacterias del intestino sintetizan vitaminas y aminoácidos esenciales y ayudan a degradar toxinas. Durante la última década, se ha puesto de manifiesto que la influencia del microbioma sobre la salud puede ser aún más profunda.

Desde el momento del nacimiento, cada ser humano coexiste de forma creciente con microbios. En el momento en que los individuos alcanzan la edad adulta, han sido colonizados por muchas más células microbianas que las aproximadamente 13 billones de células humanas. Más importante aún, estas células microbianas (la microbiota), colectivamente, tienen exponencialmente más genes (el microbioma) que las células humanas, alrededor de 250 a 800 veces más.

Además, muchos genes en el microbioma humano generan proteínas, incluyendo hormonas, neurotransmisores y moléculas inflamatorias, que pueden entrar en el sistema circulatorio y afectar a la salud. Así que es razonable plantearse si los genes del microbioma podrían desempeñar un papel más importante en la salud que los genes humanos. La evidencia reciente sugiere que el microbioma puede afectar a la probabilidad de muchas enfermedades importantes, incluyendo la obesidad y la diabetes.

Obesidad

¿Cómo podría la microbiota en el intestino afectar a la obesidad? En primer lugar, la microbiota podría influir en las calorías absorbidas. El peso corporal no se ve afectado por las calorías que se ingieren, sino más bien por las calorías que se absorben. Los azúcares simples en la dieta son absorbidos fácilmente y las enzimas humanas convierten los almidones en azúcares simples, pero no son capaces de digerir muchos polisacáridos dietéticos. Las enzimas microbianas pueden convertir esos polisacáridos en fuente de energía digerible, particularmente monosacáridos y ácidos grasos de cadena corta.

Alrededor del 90% de las bacterias intestinales son bacteroidetes y firmicutes. Los firmicutes generan más energía aprovechable que los bacteroidetes. Los humanos obesos tienen relativamente más *firmicutes, al igual que los roedores que siguen una dieta rica en grasa.*

Varios experimentos sugieren que la microbiota puede afectar poderosamente en la obesidad de los mamíferos. Veamos unos ejemplos.

Se ha trasplantado la microbiota intestinal de ratones obesos y de ratones delgados a ratones delgados, libres de microbios, todos ellos con la misma ingesta calórica diaria. Durante las 2 semanas siguientes, los ratones que recibieron microbiota de ratones obesos se volvieron obesos, mientras que los que recibieron microbiota de ratones delgados permanecieron delgados (1).

La microbiota intestinal de animales de granja criados convencionalmente se ha trasplantado al intestino de ratones delgados y libres de microbios. Sin ningún aumento en la ingesta calórica diaria, el contenido de grasa corporal de los animales aumentó en un 60% en 14 días y desarrollaron resistencia a la insulina (2).

Ratones obesos se han sometido a cirugía de bypass gástrico Roux-en-Y (RYGB) o cirugía simulada. Los ratones sometidos a cirugía RYGB tuvieron la pérdida de peso esperada y un cambio característico en el microbioma del intestino, mientras que los ratones que se sometieron a la cirugía simulada no lo hicieron. La transferencia de bacterias de ratones sometidos a cirugía RYGB a ratones sometidos a la cirugía simulada resultó en pérdida de peso (aunque menor de la que se observó después de la cirugía de RYGB) (3).

Investigadores estudiaron pares de gemelos humanos (en su mayoría monozigóticos) en los que uno de ellos era obeso. Las heces de los gemelos obesos y las heces de los gemelos delgados se dieron como alimento a ratones libres de gérmenes y con peso normal. Los ratones alimentados con heces de los gemelos obesos engordaron y los alimentados con heces de los gemelos delgados permanecieron delgados. Posteriormente los ratones obesos y delgados se alojaron juntos, de forma que pudieran comerse mutuamente las heces. Poco a poco, los ratones obesos adelgazaron y su flora intestinal llegó a parecerse a la flora de los ratones delgados. Este hallazgo sugiere que la flora de los ratones delgados puede ser capaz de dominar la flora de los ratones obesos (4).

Estos experimentos sugieren que la composición de la microbiota intestinal puede influir en la obesidad. Sin embargo, otros experimentos sugieren que la obesidad puede influir en la composición de la microbiota intestinal. Por ejemplo, cuando las personas obesas hacen dieta y pierden peso, la proporción de bacteroidetes aumenta con relación a la de firmicutes. Por el contrario, cuando las personas obesas reanudan su dieta anterior y aumentan de peso, la proporción de firmicutes aumenta (4). Estos experimentos sugieren que el microbioma puede ser resultado y causa de la obesidad (o delgadez). Además, la inflamación intestinal crónica causada por la microbiota intestinal puede aumentar el riesgo de obesidad y el riesgo de diabetes tipo 2.

Diabetes Mellitus Tipo 2

Dado el mayor riesgo de desarrollar diabetes tipo 2 con la obesidad, no es extraño que el microbioma también pueda influir en esta enfermedad. Sin embargo, puede haber más factores que una mayor absorción de carbohidratos.

Una relación relativamente alta de firmicutes / bacteroidetes no sólo influye en el metabolismo de los carbohidratos, también altera la producción de ácidos grasos de cadena corta. En particular, la producción de acetato se incrementa y la producción de butirato disminuye. Un estudio reciente (5) encontró que el aumento de los niveles sanguíneos de acetato causa resistencia a la insulina y aumenta la producción de ghrelina (la hormona estimulante del apetito) en el estómago. Los niveles más bajos de butirato en el intestino promueven la inflamación crónica, que se relaciona con la resistencia a la insulina (6).

La inflamación intestinal tiene otro efecto. En estudios con roedores, la inflamación debilita las uniones epiteliales de la mucosa intestinal, facilitando la entrada de endotoxinas bacterianas en la sangre. Esta "endotoxemia metabólica" conduce a una mayor actividad del sistema inmune, lo que conduce a la resistencia a la insulina y al aumento de peso (7).

Los estudios en seres humanos también sugieren un papel para la microbiota intestinal en la diabetes tipo 2. La mayoría de los estudios han encontrado que las personas con diabetes tipo 2 tienen una cantidad reducida de especies productoras de butirato, lo que lleva a una inflamación crónica en el intestino. Esto se ha confirmado en personas de diferentes razas y etnias y después de controlar el efecto de los medicamentos (particularmente la metformina) en el microbioma intestinal (8). Un estudio prospectivo de más de 7000 niños ha relacionado el uso de probióticos durante el primer mes de vida a un menor riesgo de autoanticuerpos de los islotes, lo que sugiere que el microbioma intestinal también puede desempeñar un papel en la diabetes mellitus tipo 1 (9).

Es poco probable que una sola especie de bacterias intestinales desempeñe un papel dominante en la alteración del riesgo de diabetes tipo 2, aunque varios estudios han encontrado que un mayor número de Akkermansia muciniphila reduce la inflamación en el tejido adiposo y mejora la sensibilidad a la insulina.

Aunque muchos estudios han reportado asociaciones entre el microbioma y la diabetes tipo 2 en humanos, sólo la evidencia experimental puede sugerir una conexión causal. Al menos un estudio lo ha hecho. Se eliminó la flora intestinal de hombres sin tratamiento previo del síndrome metabólico mediante lavado de polietilenglicol. Después fueron asignados al azar a recibir pequeñas infusiones intestinales (a través de un tubo gastroduodenal) de sus propias heces o de donantes masculinos delgados. En los hombres que recibieron infusiones de individuos delgados, la sensibilidad a la insulina aumentó. Este efecto disminuyó con el tiempo, y hubo una considerable variabilidad individual. Los receptores de heces de donantes delgados tuvieron una mayor abundancia de bacterias productoras de butirato (10).

Conclusiones

Es plausible que el microbioma humano pueda afectar al riesgo de obesidad, de diabetes tipo 2 y otras enfermedades como la aterosclerosis y que las manipulaciones del microbioma puedan reducir ese riesgo. Sin embargo, a la ciencia biomédica le queda mucho camino para demostrarlo. La disección del posible papel del microbioma en estas y otras enfermedades será un gran desafío, porque (a) los genes humanos influyen en la composición de la microbiota intestinal, (b2) los genes microbianos influyen en la expresión de los genes humanos, (c) el metabolismo de algunos microbios intestinales influyen en el metabolismo de otros microbios intestinales, y (d) la dieta influye tanto en la microbiota como (posiblemente) en la expresión de los genes humanos. En resumen, los genes humanos, los genes microbianos y la dieta comparten un complicado conjunto de interdependencias.

Puede parecer improbable, al principio, que el microbioma pueda afectar el riesgo de enfermedades metabólicas importantes pero durante la última década, la investigación ha revelado que no lo es. Al final, la enfermedad es el resultado de una bioquímica desordenada. Los genes dirigen la bioquímica, el microbioma humano contiene exponencialmente más genes que los genes humanos y esos genes microbianos producen moléculas que afectan a la fisiología humana.

Las nuevas tecnologías (especialmente la secuenciación rápida y barata de ácidos nucleicos) han proporcionado las herramientas para entender cómo la microbiota puede afectar a la salud. Los científicos han aprendido mucho durante los últimos 50 años sobre los factores de riesgo modificables para la obesidad y la diabetes tipo 2. Durante la última década, los científicos han descubierto que quizás la microbiota es el factor de riesgo modificable más importante de todos."

Poco más hay que añadir a un resumen tan didáctico y completo (aunque quizás un poco entusiasta, todo hay que decirlo)

Y estas son todas las referencias citadas en el texto por si desea buscar y profundizar en alguna de ellas:

1. An obesity-associated gut microbiome with increased capacity for energy harvest (2006).

2. The gut microbiota as an environmental factor that regulates fat storage. (2004).

3. Conserved shifts in the gut microbiota due to gastric bypass reduce host weight and adiposity. (2013)

4. Gut microbiota from twins discordant for obesity modulate metabolism in mice. (2013)

5. Acetate mediates a microbiome-brain-β-cell axis to promote metabolic syndrome. (2016)

6. The human gut microbiome and body metabolism: implications for obesity and diabetes. (2013)

7. Role of intestinal microbiome in lipid and glucose metabolism in diabetes mellitus. (2015)

8. MetaHIT Consortium. Disentangling type 2 diabetes and metformin treatment signatures in the human gut microbiota. (2015)

9. TEDDY Study Group. Association of early exposure of probiotics and islet autoimmunity in the TEDDY study.(2016)

10. Transfer of intestinal microbiota from lean donors increases insulin sensitivity in individuals with metabolic syndrome. (2012)

¿Afectan los edulcorantes a las hormonas?

Prácticamente desde su creación los edulcorantes han dado mucho que hablar y han sido objeto de duras críticas y comentarios. Algunos debidamente justificados y otros mucho menos racionales, más cercanos al alarmismo y con frecuencia con intereses espurios detrás.

Olvidando las posturas más extremas, tampoco es extraño que despierten interés entre consumidores y científicos, dado que tanto su diversidad como su consumo crecen de forma sostenida, a la par que la obesidad, todo sea dicho. Y dado que la responsabilidad del exceso de azúcar en el sobrepeso cada vez genera menos dudas, la posibilidad de sustituirla es comprensiblemente atractiva.

Como conté en el primer volumen, los resultados de estudios epidemiológicos y de ensayos de intervención respecto a la relación de los edulcorantes con el peso corporal es bastante confusa, ya que mientras algunos estudios muestran que pueden tener cierta utilidad a corto-medio plazo, otros indican que no parece que sean una herramienta significativamente útil a largo plazo. Además, hay todavía bastantes cosas que aclarar sobre sus posibles efectos fisiológicos y neuroendocrinológicos, más allá del mero ahorro energético que supone su ingesta respecto a las opciones endulzantes más calóricas.

Centrándonos en el tema de las hormonas, ya que éstas juegan un papel muy relevante en la gestión de la energía y en la regulación del apetito, es lógico pensar que también conviene estudiar si la ingesta de edulcorantes puede dar lugar a una respuesta de la mismas diferente o alterada, provocando cierto tipo de "desajuste" en el sistema y dando lugar a efectos poco deseables. Una vez más, hasta hace relativamente poco la investigación en este sentido era escasa, pero finalmente se han publicado un par de revisiones que han analizado esta perspectiva, considerando tanto los resultados de estudios observacionales como los de los ensayos de intervención.

Estos son los títulos de los trabajos:

- *"Effects of the Non-Nutritive Sweeteners on Glucose Metabolism and Appetite Regulating Hormones: Systematic Review of Observational Prospective Studies and Clinical Trials" (2016)*

- *"Low calorie sweeteners: Evidence remains lacking for effects on human gut function" (2016)*

El primero de ellos analiza de forma específica el efecto de los edulcorantes en el metabolismo de la glucosa y en la concentración de las hormonas y el segundo se focaliza en posibles efectos en el sistema intestinal y sus hormonas, especialmente desde la perspectiva de los receptores del sabor dulce.

Estas fueron las conclusiones finales del primero, resumidas:

"Algunos estudios observacionales sugieren una asociación entre el consumo de edulcorantes y el desarrollo de enfermedades metabólicas; Sin embargo, la adiposidad es un factor de confusión frecuentemente identificado. Los efectos de los edulcorantes en el metabolismo de la glucosa no están claros. Los resultados de los ensayos clínicos identificados son contradictorios y no son comparables debido a las principales diferencias existentes entre ellos. Se necesitan estudios que evalúen edulcorantes específicos,

con un tamaño de muestra adecuado, incluyendo un grupo de estudio homogéneo, identificando comorbilidades significativas, con un grupo de control apropiado, con un tiempo de exposición adecuado y considerando el ajuste para variables de confusión, como la grasa corporal".

Y estas de las del segundo:

"La investigación en modelos animales y celulares sugiere un papel funcional en las células endocrinas del intestino de los receptores de sabor dulce, previamente bien descrito en el gusto oral. Sin embargo, hasta la fecha, los estudios en humanos muestran que la activación de los receptores de sabor dulce mediante edulcorantes bajos en calorías en el intestino humano no reproducen ningún efecto sobre la motilidad gástrica, las hormonas intestinales o las respuestas apetitivas evocadas por los azúcares calóricos."

Como puede comprobar, parece que la cosa no está nada clara. Si lee detenidamente cada una de ellas, podrá ver cómo, en efecto, los resultados de los estudios individuales son muy diversos y heterogéneos; hay ensayos en los que no se detectan efectos significativos, pero otros en los que no se pueden descartar.

Conviene añadir que, justo después de estas revisiones, se publicó otro ensayo analizando precisamente esta misma cuestión. Se trata de *"Hormonal responses to non-nutritive sweeteners in water and diet soda"* (2016), en el que se comparó el efecto del agua, la sucralosa y varios refrescos sobre algunos marcadores metabólicos y hormonales, entre los que estaban las hormonas GLP-1 y insulina entre otras.

Y estas fueron las conclusiones:

"Nuestros resultados demuestran que una sola exposición a una bebida que contiene sucralosa, acesulfamo-potasio y otros ingredientes, previa a una carga oral de glucosa, no induce efectos metabólicos pronunciados. Sin embargo, la segregación de GLP-1

aumentó después de tomar un refresco de cola edulcorado. También se observó un aumento de la insulina potencialmente relevante, aunque estadísticamente no significativo. (...) El vaciado gástrico y la saciedad no se vieron afectados. Las concentraciones de insulina fueron nominalmente más altas después de todas las condiciones sin alterar la glucemia. La sucralosa sola (a cualquier concentración) no afectó a los resultados metabólicos".

Al año siguiente, en 2017, conocimos el último ensayo *"Effects of aspartame-, monk fruit-, stevia- and sucrose-sweetened beverages on postprandial glucose, insulin and energy intake"*. En este caso los investigadores compararon la respuesta hormonal al utilizar edulcorantes artificiales como el aspartamo o naturales como la stevia y la fruta del monje, frente al uso de azúcar normal (sacarosa). Y concluyeron o siguiente:

"El consumo de bebidas sin calorías edulcoradas artificial y naturalmente tiene una influencia mínima en la ingesta total de energía diaria, glucosa postprandial e insulina en comparación con una bebida azucarada con sacarosa"

Como resumen de toda esta información, en lo que respecta a los edulcorantes y las hormonas yo diría que parece que "algo hay" con alguna de ellas, pero poco, ya que no es muy acusado, ni parece demasiado preocupante, al menos por el momento. La investigación es bastante heterogénea, escasa y cortoplacista, sobre todo en lo que respecta a ensayos. Así que, por ahora, poco se puede afirmar con seguridad sobre el tema. Conviene ser escéptico y pedir más investigación desde esta perspectiva, que sin duda parece necesaria. Pero sin caer en el alarmismo, que los datos tampoco invitan a ello.

¿Masticar más puede ayudar a adelgazar?

La recomendación de masticar bien es otro de esos hábitos sobre los que no se suele discutir demasiado, ya que está casi universalmente aceptada por todo tipo de profesionales sanitarios. Pero como las evidencias de peso sobre su efectividad para la prevención del sobrepeso son bastante recientes, vamos a hacer un repaso de las mismas y de sus conclusiones detalladas.

Por ejemplo, si nos centramos en los ensayos de intervención, en el trabajo "*Improvement in chewing activity reduces energy intake in one meal and modulates plasma gut hormone concentrations in obese and lean young Chinese men*" (2011) los expertos detectaron una reducción de casi el 12% en la ingesta tras triplicar en número de masticaciones. Además, también encontraron diferencias en las concentraciones de las hormonas relacionadas con el apetito, como la ghrelina y el GLP-1. Poco después, en la investigación "*Increasing the number of masticatory cycles is associated with reduced appetite and altered postprandial plasma concentrations of gut hormones, insulin and glucose*" (2013) se observó que al masticar más mejoraban aspectos psicológicos como el deseo de comer y la preocupación por la comida (aunque en este caso no se apreciaron diferencias en la cantidad). Y en 2014, en el estudio "*Increasing the Number of Chews before Swallowing Reduces Meal Size in Normal-Weight, Overweight, and Obese Adults*", se controló la ingesta de un grupo de sujetos a los que se les pidió que masticarán un 150% y un 200% más de su frecuencia habitual. Y se comprobó que, en efecto, la cantidad de alimento se redujo aproximadamente un 10% y un 15% respectivamente, sin que hubiera variaciones significativas en la sensación de saciedad.

Justo después pudimos conocer la primera revisión sistemática sobre el tema, "*A systematic review and meta-analysis examining the effect of eating rate on energy intake and hunger*" (2014), que llegó a las siguientes conclusiones:

"*Hay evidencia de que la velocidad a la que se come afecta al consumo de energía. Es necesaria más investigación para identificar intervenciones eficaces para reducir la velocidad de la ingesta en la vida diaria y que puedan ayudar a limitar el exceso de alimentación*".

Y finalmente en 2015 se publicó otra, "*Effects of chewing on appetite, food intake and gut hormones: A systematic review and meta-analysis*", cuyos autores opinaron lo siguiente:

"*(...) masticar puede disminuir el apetito y la ingesta de alimentos, posiblemente a través de alteraciones en las respuestas hormonales intestinales relacionadas con la saciedad. (...), se requieren diseños experimentales para entender claramente las relaciones que existen entre la masticación, el apetito, la saciedad, la ingesta de alimentos y, en última instancia, el peso corporal*"

En definitiva, parece probado que comer despacio y masticar generosamente es un buen hábito respaldado por la ciencia. Personalmente, no soy partidario de ponerse a contar las veces que se mastica, ese tipo de cosas son un incordio a largo plazo y se acaban abandonando. Lo mejor es tomarse la comida como un momento para compartir con otros y pasar un buen rato; sin prisas, saboreando y lo que nos llevamos a la boca y disfrutando.

No es mal consejo, ¿no cree?

¿Funciona la liposucción?

Es probable que muchas personas que tienen sobrepeso, especialmente aquellas a las que se les acumula la grasa de forma muy desproporcionada en algunas zonas, hayan pensado alguna vez en la posibilidad de hacerse una liposucción. Aunque el hecho de someterse a una intervención siempre da bastante respeto, la posibilidad de librarse de esa molesta y antiestética grasa es tentadora. Además, en ocasiones hemos escuchado que el exceso de grasa modifica el metabolismo, provocando un desequilibrio hormonal y generando una especie de círculo vicioso, que hace que esta situación empeore progresivamente. Así que ¿por qué no eliminar ese exceso mediante una operación rápida y relativamente sencilla? ¿No sería como una especie de "segunda oportunidad", que nos permitiría dejar nuestro cuerpo con un porcentaje de grasa más razonable y así podríamos luchar por mantenerlo (que siempre es bastante menos costoso que mejorarlo radicalmente)?

Bien, antes de tomar decisiones de este tipo hay que escuchar lo que nos digan nuestro médico de familia y el especialista. Y también lo que dicen los estudios sobre la utilidad de la extracción y eliminación de la grasa, especialmente desde la perspectiva del largo plazo y la relación con la salud.

Así que vamos a ello.

En primer lugar conviene dejar claro el vocabulario: desde el punto de vista quirúrgico, la intervención de extraer el exceso de grasa corporal se suele llamar *lipectomía*. En función del lugar en el que se aplica y de la técnica utilizada, podríamos centrarnos en los dos tipos de intervención más utilizados, la abdominoplastia y la liposucción,

En una abdominoplastia o lipectomía de cintura, de acuerdo al método más habitual, se extraen grandes trozos de grasa y piel y se realiza una reconstrucción de la zona. Es una operación bastante aparatosa, que se realiza con anestesia general. Pero la técnica más conocida entre la gente de la calle es la segunda, la liposucción. En este caso la intervención es mucho menos agresiva que la anterior, ya que se realiza una extracción de la grasa más superficial mediante cánulas o jeringas, que se introducen a través de pequeñas incisiones. Aunque no deja de ser un proceso que también puede dar lugar a algunas complicaciones y que suele requerir de un periodo de recuperación (en casa, eso sí), en el que las molestias y dolores iniciales suelen ser bastante incómodos.

Conviene resaltar que en torno a la liposucción se han desarrollado una buena cantidad de técnicas, cada una de ellas con diversas características y ventajas, que pueden utilizarse en función de la zona y las características del exceso de grasa a eliminar.

Bien, vayamos ahora a los resultados ¿Estas intervenciones permiten reducir de forma significativa el peso y mantenerlo? ¿Y mejoran los indicadores de salud? Pues sorprendentemente, aunque llevan realizándose muchos años, hasta hace poco no había demasiados estudios analizando sus resultados a medio-largo plazo. Afortunadamente, se han publicado varias revisiones sistemáticas sobre el tema que nos aportan luz sobre el asunto. Son las siguientes, incluidos sus resultados resumidos:

- ***Suction-assisted lipectomy fails to improve cardiovascular metabolic markers of disease: a meta-analysis*** *(2013): "no hay evidencia de que la eliminación de grasa subcutánea reduzca la enfermedad precoz cardiovascular y metabólica, sus marcadores o sus factores de riesgo".*

- *Metabolic effects of large-volume liposuction for obese healthy women: a meta-analysis of fasting insulin levels* (2014): "La liposucción y la abdominoplastia dan lugar a numerosos efectos metabólicos beneficiosos, que se describen en la literatura. En particular parecen mejorar la insulina y por lo tanto sensibilidad a la insulina".

- *The effects of abdominal lipectomy in metabolic syndrome components and insulin sensitivity in females: A systematic review and meta-analysis* (2015): "la lipectomía abdominal en las mujeres no afecta significativamente a los componentes del síndrome metabólico y la sensibilidad a la insulina".

- *Short- and Long-Term Effects of Abdominal Lipectomy on Weight and Fat Mass in Females: a Systematic Review* (2015); "Esta revisión sistemática reveló sólo un efecto transitorio de la lipectomía abdominal en la grasa corporal y el peso en las mujeres, que desaparece unos meses después de la operación. Estos resultados corroboran la evidencia de los estudios experimentales y clínicos, que apoyan la redistribución de la grasa y el crecimiento compensatorio de grasa, como resultado de los mecanismos de retroalimentación provocados por la eliminación de grasa".

- *Metabolic and cardiovascular consequences of suction-assisted lipectomy: Systematic review* (2016): "los estudios muestran una reducción del peso corporal tras una lipectomía asistida por liposucción. El peso perdido sólo afecta a la masa de grasa, sin que se produzcan cambios de la masa magra. El posible crecimiento compensatorio de la grasa visceral parece ser contrarrestado por la actividad física. El gasto energético en reposo parece mantenerse o disminuir después de la cirugía. Esta reducción está relacionada con la disminución de leptina y también parece ser contrarrestado por la actividad física. (...) el nivel de leptina disminuye mientras que los resultados son contradictorios acerca de los niveles de adiponectina y la resistina. (...) la adiponectina tiende a aumentar.

Los marcadores inflamatorios parecen aumentar en las primeras horas tras la cirugía. Luego parecen disminuir o permanecer en los niveles preoperatorios. El nivel de insulina disminuye y está asociado con el volumen aspirado. La sensibilidad a la insulina parece mejorar. En cuanto al perfil de lípidos, tiende a mantenerse o mejorar. En conclusión, todavía hay debate sobre el efecto metabólico de la lipectomía asistida por succión. Se necesitan estudios clínicos prospectivos para confirmar o invalidar algunas hipótesis. Estos estudios deben tener en cuenta algunos sesgos potenciales como la actividad física, la dieta y modificaciones en los tratamientos médicos (estatinas)."

Como puede observar, los resultados no permiten ser muy optimistas, los autores de las revisiones llegan a conclusiones bastante dispares. Algunas encuentran pequeñas mejoras (reducción del peso, mejora de la sensibilidad a insulina) pero la mayoría no; e incluso alertan de la posibilidad de redistribución de la grasa a zonas más preocupantes desde el punto de vista de la salud. Y los resultados de los ensayos individuales también son muy diversos y revisando la literatura se aprecia rápidamente que son pocos y que no hay demasiada investigación que analice el largo plazo. Algo que da un poco de mala espina, la verdad.

Así que, por el momento, no hay pruebas suficientes para afirmar que este tipo de técnicas sean especialmente útiles.

Algo más: aunque no es exactamente lo mismo, quizás se estén preguntando sobre otro tipo de fenómeno relacionado con la grasa localizada, la celulitis, que también es foco de preocupación estética para muchas personas. Si es así, les animo a leer estas recientes revisiones sobre el tema y sus conclusiones:

*– **The science of cellulite treatment and its long-term effectiveness** (2012): "(...) ninguno de estos tratamientos satisface los criterios que hemos determinado necesarios (fortalece la dermis y eliminar protuberancias de grasa) para ser un tratamiento de la celulitis*

eficaz. Nuestra hipótesis es que diferentes combinaciones de tratamientos pueden conducir a mejores resultados clínicos (...) no encontramos ninguna solución duradera para la celulitis, que es el objetivo final".

– Cellulite treatment: a comprehensive literature review (2015); "La diferencia media de características morfológicas clínicas y los cambios ultraestructurales entre el grupo tratado y el de control mostraron una heterogeneidad significativa entre los estudios. Todavía es difícil indicar un solo tratamiento exclusivo y eficaz para esta condición"

– Cellulite: an evidence-based review (2015): "No hay evidencia clara de que cualquiera de los tratamientos de la celulitis evaluados tenga eficacia".

– Review of the Mechanisms and Effects of Noninvasive Body Contouring Devices on Cellulite and Subcutaneous Fat (2016)- "Algunos de los métodos no invasivos de lipoescultura en estudios animales y humanos mostraron efectos estadísticamente significativos, eliminando grasa no deseada y celulitis en algunas áreas corporales. Sin embargo, los efectos clínicos fueron leves a moderados, (...). En general, no existe un método definitivo de tratamiento no invasivo para la celulitis."

Como pueden ver, tampoco hay buenas noticias.

Cuando decimos que la obesidad es un fenómeno complejo y dificilísimo de resolver es por algo…

CEREBRO Y ALIMENTACIÓN

¿Existe la adicción a los alimentos?

Le ruego que piense durante unos segundos en el alimento que más le gusta. El más sabroso, el que más disfruta comiendo. Imagínelo entrado en su boca, masticándolo lentamente, percibiendo su complejo aroma, tragándolo y percibiendo cómo su gusto se mantiene chispeante durante un buen rato. Piense en cómo disfrutaría con su intenso y placentero sabor. Tras estos instantes de regocijo imaginario, ¿es capaz de aguantar sin levantarse a buscarlo a la cocina o está dispuesto a movilizarse y actuar para conseguirlo? ¿Siente deseos intensos y casi imposibles de soportar? ¿Es una situación excepcional o le ocurre con frecuencia? ¿Con uno o con varios alimentos?

Es probable que a la mayoría la situación descrita en el párrafo anterior le parezca un poco exagerada. ¿Tener una necesidad irrefrenable de ir a buscar un alimento tras haberlo imaginado? Tal vez podríamos verlo razonable para un fumador, cuando siente la necesidad de consumir tabaco, ya que sabemos que tiene adicción a la nicotina. Pero cuando –desde el punto de vista médico– se piensa en el término adicción, no se asocia a la comida ni a la alimentación, sino a patologías muy complicadas y a sustancias consideradas tóxicas y muy peligrosas para la salud, como el tabaco, el alcohol, la cocaína o la heroína, especialmente tras su consumo continuado en el tiempo. Pero el comer es una necesidad fisiológica, todos necesitamos hacerlo prácticamente a diario y si no podemos, lo más probable es que nuestra salud se vea negativamente afectada. Así que la pregunta es casi obligatoria: ¿Realmente tiene sentido relacionar comida y adicción?

Lo cierto es que durante los últimos años es cada vez más fácil encontrarnos ambas palabras en un mismo texto, incluso en los de carácter científico. Como se explica en la revisión *"Dopamine and food addiction: lexicon badly needed"*, (2013), se han multiplicado exponencialmente las publicaciones con referencias a la adicción a la comida, pasando de ser anecdóticas a convertirse en bastante habituales; basta hacer una búsqueda en Pubmed con el término «food addiction» para comprobarlo de primera mano. La razón es que cada vez hay más expertos que piensan que existen paralelismos y aspectos en común en la forma en la que reaccionan nuestro cuerpo, nuestro metabolismo y nuestro cerebro al consumir drogas y al comer ciertos alimentos.

Sin embargo, la idea no es nueva, ni mucho menos. En el artículo *"Stigma and the Addiction Paradigm for Obesity- Lessons from 1950s America"*, (2014) se cuenta cómo entre 1940 y 1950, surgió una corriente de médicos que propusieron paralelismos entre la adicción a sustancias y el comportamiento de comer en exceso. Sin embargo, podría decirse que aquella primera aproximación se adelantó a su tiempo y resultó inoportuna y contraproducente; en aquellos tiempos, todavía escasos de ciencia y poco sensibilizados hacia los derechos humanos, el estigma que sufrían las personas que eran adictas a sustancias era enorme. Tampoco existían tratamientos eficaces para combatir ese tipo de situaciones. Así que algunas personas con sobrepeso vieron cómo los prejuicios y el rechazo relacionados con las adicciones se sumaban al estigma que ya sufrían por comer de forma incontrolada, sin que a cambio pudieran disfrutar de ningún nuevo enfoque terapéutico que solucionara o mitigara su problema.

Afortunadamente, los avances de la medicina en las perspectivas científica y social permiten que la aproximación al tema que se está haciendo actualmente sea mucho más prometedora y pertinente. Aunque, como veremos a continuación, todavía queda mucho camino por recorrer.

Lo que dice la psiquiatría

Para empezar a conocer lo que dicen la ciencia y el consenso médico sobre la posible adicción a la comida podemos recurrir a los criterios que utiliza la especialidad sanitaria normalmente encargada del tema de las adicciones y de su tratamiento, la psiquiatría. El punto de partida podría ser la fase de diagnóstico, donde se identifican los síntomas y la existencia o no de una patología. Los psiquiatras suelen recurrir al libro probablemente más utilizado en esta especialidad, el Manual Diagnóstico y Estadístico de los Trastornos Mentales elaborado por la Asociación Americana de Psiquiatría, que recientemente ha llegado a su quinta edición (más conocido por las siglas DSM, *Diagnostic and Statistical Manual of Mental Disorders*). En la sección 2 incluye una amplia relación de trastornos y los criterios para su diagnóstico, entre los que se encuentra un apartado dedicado a los Trastornos de la conducta alimentaria y de la ingesta de alimentos, en el que podemos encontrar patologías muy conocidas como la anorexia nerviosa, la bulimia o los atracones (*binge eating*) y otras menos populares como la pica o el trastorno de rumiación.

Por otro lado, los trastornos relacionados con sustancias como el café, el tabaco, el alcohol, la heroína o los tranquilizantes y la adicción a los mismos se encuentran en otro apartado totalmente diferente.

Si comparamos ambos apartados, trastornos alimentarios y trastornos por sustancias, podemos apreciar que los enfoques y criterios de diagnóstico son significativamente diferentes. En los trastornos alimentarios se incluyen la identificación de comportamientos patológicos y descontrolados, pero sin embargo no se utilizan términos y conceptos íntimamente asociados al fenómeno de la adicción y utilizados en su diagnóstico a todas las sustancias, tales como la tolerancia o la abstinencia, así como las posibles situaciones de intoxicación. Así que podría decirse que, oficialmente, hoy en día la psiquiatría no contempla la existencia de la adicción a la comida. Lo más parecido podría considerarse los atracones o binge eating.

Sin embargo, si leemos *"Food Addiction in the Light of DSM-5"*, (2014) podemos comprobar que hay expertos que llevan años afirmando que el consumo de ciertos alimentos puede tener bastantes puntos en común con el consumo de sustancias. Según su perspectiva, muchos de sus pacientes con problemas de sobrepeso tienen una relación con la comida con muchos parecidos a la situación de los consumidores de sustancias adictivas, coincidiendo en bastantes de los síntomas.

Para que puedan apreciarlo mejor, estos son los once síntomas que el DSM-V establece para diagnosticar los trastornos de adicciones a sustancias:

1. Se consume con frecuencia en cantidades superiores o durante un tiempo más prolongado del previsto.

2. Existe un deseo persistente o esfuerzos fracasados de abandonar o controlar el consumo.

3. Se invierte mucho tiempo en las actividades necesarias para conseguirlo, consumirlo o recuperarse de sus efectos.

4. Ansias o un poderoso deseo o necesidad de consumo.

5. Consumo recurrente que lleva al incumplimiento de los deberes fundamentales en el trabajo, la escuela o el hogar.

6. Consumo continuado a pesar de sufrir problemas sociales o interpersonales persistentes o recurrentes, provocados o exacerbados por la sustancia.

7. El consumo provoca el abandono o la reducción de importantes actividades sociales, profesionales o de ocio.

8. Consumo recurrente en situaciones en las que provoca un riesgo físico.

9. Se continúa con el consumo a pesar de saber que se sufre un problema físico o psicológico persistente o recurrente probablemente causado o exacerbado por la sustancia.

10. Tolerancia, definida por alguno de los siguientes hechos: una necesidad de consumir cantidades cada vez mayores para conseguir la intoxicación o el efecto deseado o un efecto notablemente reducido tras el consumo continuado de la misma cantidad de sustancia.

11. Abstinencia, manifestada por alguno de los siguientes hechos: presencia del síndrome de abstinencia o se consume la sustancia (o alguna sustancia muy similar) para aliviar o evitar los síntomas de abstinencia.

Para aquellos que conozcan los efectos del tabaco, el alcohol e incluso la cafeína, muchos les serán muy familiares. Pero también cualquier sanitario que haya tratado a personas con sobrepeso podrá encontrar en este listado síntomas habituales y otros mucho menos aplicables. Por ejemplo, es difícil hablar de toxicidad en el caso de la comida. Y es probable que la definición de la tolerancia y la abstinencia requieran de matices específicos para los alimentos, ya que la frontera entre el hambre "normal" y la abstinencia es complicada de trazar. Pero las particularidades también se dan con las sustancias actualmente reconocidas en el DSM-V. Por ejemplo, es poco habitual encontrarse con una intoxicación "tradicional" al tabaco o casos relacionados con todo el espectro de síntomas en sustancias como la cafeína, los alucinógenos o los inhalantes, todas ellas presentes en el apartado de adicciones. Además, según los criterios diagnósticos del DSM, no es necesario que estén todos los síntomas, basta con encontrar la presencia frecuente y continuada de dos o tres para que se considere que existe un trastorno de adicción "leve" y de cuatro o cinco para uno "moderado".

Uno de los grupos de expertos más convencidos respecto a estos aspectos en común elaboró hace años –en el marco de la cuarta edición del DSM– una lista de síntomas de "adicción" adaptada al contexto alimentario. Dado que esta iniciativa partió de la Universidad de Yale, la herramienta se conoce como YFAS (Yale Food Addiction Scale) y recientemente ha sido revisada para adaptarla a la última edición del manual de diagnóstico psiquiátrico, viendo la luz en la publicación *Development of the Yale Food Addiction Scale Version 2.0*" (2016). Se trata de un cuestionario con 35 preguntas, las cuales sirven para evaluar la presencia de alguno de los once síntomas mencionados anteriormente en el contexto de la comida, utilizando criterios muy parecidos a los utilizados con las sustancias (a partir de la presencia de 2-3 síntomas).

Aunque no esté "oficialmente" aceptada, probablemente la escala YFAS sea la herramienta más conocida y que más está haciendo por extender y popularizar el concepto de adicción a los alimentos y ha sido utilizada en diversas ocasiones para evaluar la posible prevalencia del fenómeno, como ocurrió en estas investigaciones:

- *How Prevalent is "Food Addiction"?, (2011)*

- *The Prevalence of Food Addiction as Assessed by the Yale Food Addiction Scale: A Systematic Review, (2014)*

- *Food-addiction scale measurement in 2 cohorts of middle-aged and older women, (2014)*

Aunque los estudios todavía no son muchos, algunos científicos han encontrado que el 20% de las personas con sobrepeso podrían dar resultados positivos de adicción a los alimentos. Y, como sería esperable, este porcentaje sería mayor entre las personas con mayor sobrepeso.

Estos resultados respecto a la prevalencia incluso han polarizado aún más las posiciones. Para los defensores del concepto, muestra un resultado suficientemente significativo, considerando la enorme cantidad de gente que se está viendo afectada por la epidemia de obesidad. Para los más críticos, es un resultado demasiado pequeño para explicar el preocupante crecimiento del sobrepeso y consideran que el enfoque de la adicción requiere de mucha más evidencia científica antes de poder darse por válido, como cuentan en estas revisiones:

- *Is food addiction a valid and useful concept? (2013)*
- *Eating addiction", rather than "food addiction", better captures addictive-like eating behavior (2014)*

.En definitiva, actualmente podría decirse que la psiquiatría clínica de momento es escéptica a la adicción a la comida, pero el debate está más vivo que nunca.

La perspectiva neurobiológica

Continuando por la senda de la búsqueda de evidencias, otra estrategia podría ser la de analizar la propuesta desde una perspectiva más biológica, intentando estudiar lo que ocurre a nivel bioquímico cuando se produce una adicción "tradicional" –sobre todo a nivel neuronal– y comprobar si esa situación tiene paralelismos con los alimentos. Para ello es necesario entender qué es realmente una adicción, qué está ocurriendo en ese momento a nivel microscópico en nuestro organismo y en nuestro cerebro y que nos empuja a perder el control. Así que vamos a intentar explicarlo brevemente.

La evolución ha ido forjando poco a poco una maquinaria que nos impulsa a los seres vivos a hacer ciertas cosas. Parte de esa maquinaria incluye cierta "programación cerebral", que asegura que tengamos hábitos especialmente importantes, necesarios para la vida, como pueden ser la reproducción o el comer. Y la lógica de esta programación es muy sencilla: ofrecer una recompensa en forma de placer o satisfacción y provocar el deseo de conseguir dicho placer. Es una forma muy básica pero muy efectiva y utilizada en el mundo animal para lograr motivación.

En la década de los años cincuenta, científicos norteamericanos descubrieron trabajando con ratas que la activación de ciertas áreas cerebrales eran las responsables de producir ese placer. Estas áreas se han ido identificando y concretando poco a poco y hoy en día se engloban dentro de lo que se denomina el circuito de recompensa.

Las investigaciones durante las décadas posteriores se centraron en intentar entender los mecanismos biológicos por los que se produce la recompensa. Podría decirse que la actividad neuronal del circuito de recompensa es capaz de crear dos situaciones: la de motivación para buscar o hacer algo (provocando una sensación de deseo intenso) y la de placer, como consecuencia de cierto proceso o suceso. Y que ambas se realimentan mutuamente: la sensación de placer es capaz de desarrollar y consolidar una generación de expectativas, que refuerza el deseo y la motivación por ejecutar el comportamiento que provoca la mencionada sensación de placer.

Los expertos comprobaron que un neurotransmisor concreto, la dopamina, juega un importante rol en ambas situaciones, aunque especialmente en la primera, la motivacional o de deseo, como se plasmó en *"Predictive Reward Signal of Dopamine Neurons"* (1998). Los investigadores también dedujeron que estos procesos motivacionales están detrás de las adicciones, que podían considerarse como el caso "extremo" de este mecanismo de recompensa, en el que la realimentación de la rueda motivación-placer se acelera con una intensidad creciente, hasta convertirse en una espiral destructiva de la que es difícil salir. Y, tras realizar ensayos centrados en el neurotransmisor que mejor se conocía, la dopamina, propusieron algunos modelos que pretendían explicar el origen bioquímico de las adicciones. La idea básica era que el consumo repetido y continuado en el tiempo de una sustancia podría provocar una insensibilización de los receptores neuronales correspondientes (lo cual desarrollaba una "tolerancia", es decir, la necesidad de consumir más cantidad para lograr la misma sensación de placer o mismo efecto). Y por otro lado también se segregaría más dopamina (lo cual provocaría "abstinencia", es decir, una creciente activación previa de las neuronas dopaminérgicas), que daría lugar a una motivación e intensos deseos por buscar y consumir la sustancia.

Posteriormente, diversas líneas de investigación como las explicadas en *"The Neurobiology of Addiction: Where We Have Been and Where We Are Going"* (2009) y *"The neurocircuitry of addiction: an overview"* (2008), han ido comprobando que, como ocurre casi siempre que se entra a estudiar el cerebro, realmente las cosas son bastante más complejas de lo que se pensaba. Por lo visto, las adicciones a todas las sustancias no son iguales y además de la dopamina, hay más neurotransmisores implicados como los opioides, con un papel relevante pero también bastante específico. Los modelos desarrollados para explicar la actividad de las diferentes sustancias adictivas tampoco son todos iguales y están permitiendo conocer mejor la variedad de formas y mecanismos con los que interfieren en el normal funcionamiento de los diferentes neurotransmisores, alterando su concentración y modificando la actividad neuronal, dando lugar a los conocidos síntomas.

Por otro lado, la situación incluso podría llegar a complicarse aún más, ya que también hay nuevas hipótesis en las que se plantea la posibilidad de que existan mecanismos y procesos biológicos de otra naturaleza asociados a la adicción, como por ejemplo algunos relacionados con la expresión de los genes (epigenética) (15), que se explican en trabajos como *"Epigenetic mechanisms of drug addiction"* (2013).

Teniendo en cuenta todas estas ideas y siendo consciente de las limitaciones existentes y de la complejidad de su estudio a nivel molecular, se podrían buscar paralelismos y solapamientos entre las adicciones a sustancias y la posible adicción a la comida. La cuestión es complicada, porque en ambos temas están implicados numerosos neurotransmisores, muchos de ellos comunes. El más conocido y estudiado es la dopamina, pero también tienen su función los opioides, los cannabinoides, la serotonina, la histamina o GABA. Y también hay una buena cantidad de hormonas que influyen en ambas perspectivas: ghrelina melanocortina, NPY, leptina... Y para complicar la cuestión aún más, estos neurotransmisores y hormonas son capaces de interactuar entre sí, tejiendo una red de relaciones realmente intrincada.

Repasando la literatura relacionada, parece que según avanzan las investigaciones la cantidad de expertos que encuentran coincidencias y solapamientos en los sistemas neurobiológicos relacionados con las adicciones y el exceso de alimentación aumenta progresivamente, pero también se detectan diferencias y todavía queda mucho trabajo por hacer:

- *Obesity and addiction: neurobiological overlaps (2012)*

- *Neurobiology of food addiction (2010)*

- *The neurobiology of appetite: hunger as addiction (2009)*

- *Food and Addiction among the Ageing Population (2016)*

A nivel más macroscópico, las técnicas modernas de imagen por resonancia magnética funcional (fMRI) permiten analizar con bastante detalle la actividad neuronal de diferentes zonas del cerebro y hacer comparaciones entre personas que sufren adicciones y obesidad o trastornos alimentarios. También en este caso los estudios indican que tanto las señales relacionadas con sustancias adictivas como las de la comida activan de forma especialmente intensa o excepcional algunas áreas cerebrales comunes, sobre todo en personas que sufren respectivamente de adicción u obesidad. Lo cierto es que las investigaciones no son muy numerosas y que, aunque la mayoría encuentran algunos paralelismos, también a veces las diferencias identificadas son importantes, con bastante variabilidad en función de la metodología utilizada y el enfoque del estudio:

- *Food and drug cues activate similar brain regions: a meta-analysis of functional MRI studies (2012)*

- *Further Developments in the Neurobiology of Food and Addiction: Update on the State of the Science (2012)*

- *Reward processing in obesity, substance addiction and non-substance addiction (2014)*

- *Striatocortical pathway dysfunction in addiction and obesity: differences and similarities (2013)*

El estudio de los genes también está haciendo interesantes aportaciones, ya que éstos son los responsables de codificar los receptores de los neurotransmisores implicados. Por ejemplo, en el análisis de los genes relacionados con el sistema dopaminérgico, con los receptores de la leptina, de opioides o de la melanocortina 4 también se encuentran puntos en común entre ambas perspectivas, aunque las investigaciones son pocas y poco concluyentes por el momento.

- *Genetic Similarities between Compulsive Overeating and Addiction Phenotypes: A Case for "Food Addiction"? (2015)*

- *Addictive Genes and the Relationship to Obesity and Inflammation (2011)*

¿Alimentos como drogas?

Como puede observar, las estrategias de investigación son diversas e involucran a varias disciplinas, así que sin duda en pocos años nos irán aclarando la idoneidad de los paralelismos entre la ingesta excesiva de alimentos y las sustancias adictivas. Sin embargo, para poder seguir aclarando las lagunas existentes, es importante focalizar y dar coherencia a las investigaciones, especialmente en lo que respecta a la tipología de los alimentos que se deben de estudiar. No tiene demasiado sentido debatir sobre si los alimentos de siempre o tradicionales pueden llegar a ser adictivos; nunca lo han sido en la historia de la humanidad y no hay razones para pensar que ahora vayan a serlo; además, cada vez se consumen en menor proporción. Lo lógico es centrarse en algunos de los nuevos alimentos, de características bastante diferentes y específicas. Los investigadores suelen hablar de alimentos muy palatables, pero también en algunos trabajos podemos encontrar caracterizaciones y descripciones centradas en base al elevado contenido calórico o a la gran cantidad de algunos componentes como el azúcar, la sal o la grasa.

Esta falta de consenso en la tipología de los alimentos problemáticos es patente cuando pretendemos buscar estudios que muestren cuáles son los que causan más síntomas relacionados con la adicción. Las investigaciones son muy escasas y se suelen limitar a identificar aquellos que se desean con más intensidad y frecuencia.

Todos esos alimentos son altamente procesados, creados mediante ingredientes y componentes que se extraen y refinan en grandes cantidades (sobre todo de plantas y vegetales), que posteriormente se combinan y someten a diversos procesos de transformación con el objetivo de crear sensaciones especialmente intensas y resultar altamente digeribles, mediante una absorción muy rápida hasta el torrente sanguíneo. Hay estudios que asocian este tipo de alimentos a adaptaciones metabólicas y neuronales a largo plazo, que posteriormente pueden relacionarse con algunos de los síntomas de las adicciones:

- *The Addiction Potential of Hyperpalatable Foods (2011)*
- *Clearing the Confusion around Processed Food Addiction (2014)*
- *The Influence of Palatable Diets in Reward System Activation: A Mini Review (2016)*

Desde esta perspectiva encontramos similitudes con, por ejemplo, lo que ocurre con la nicotina y el resto de componentes que se añaden al tabaco –para convertir el acto de fumar en algo especialmente "recompensante" y adictivo para nuestro cerebro– o con el proceso de fabricación de bebidas alcohólicas.

El hecho de que éstos alimentos muy procesados y altamente palatables sean el "target" de las investigaciones –sobre todo para conocer con detalle cuáles son y las características o propiedades responsables de las alteraciones o efectos poco deseables– es un importante hándicap, ya que gran parte de la investigación sobre nutrición es financiada por la industria alimentaria, que es precisamente la que fabrica este tipo de alimentos. Y que es esperable que, al menos actualmente, no tenga demasiado interés en que se difunda la idea de que algunos de sus productos pueden llegar a resultar "adictivos".

Para colmo, todos estos alimentos están altamente disponibles, a bajo precio, en todo tipo de tiendas y se publicitan de forma llamativa y continuada –incluso entre los niños –utilizando el marketing más efectivo y sofisticado. Todos estos mensajes son capaces de hacernos llegar infinidad de señales que provocan la segregación de neurotransmisores, que activan las áreas cerebrales de nuestro circuito de recompensa y que nos acaban empujando a tomar decisiones dietéticas poco afortunadas. ¿Qué pasaría si se volviese a permitir la disponibilidad y publicidad masiva de tabaco, como ocurría hace unas décadas?

Una perspectiva prometedora

La imparable epidemia de obesidad que está poniendo en jaque la salud en los países desarrollados exige buscar nuevos planteamientos, que puedan ir dando respuesta a las numerosas facetas de este problema tan complejo, cuyas causas también son múltiples. La teoría de la adicción a los alimentos, aunque todavía necesita de mucha más investigación y evidencia, puede considerarse una interesante perspectiva –una más, a sumar a otras– que puede ser de utilidad para buscar enfoques, soluciones e intervenciones innovadoras. Ya es hora de dar un paso más allá de la tradicional solución *"comer menos y moverse más"*, que no es más que una desacertada simplificación de escasa utilidad clínica.

Como suele ocurrir en nutrición, puede que se estén gastando muchas energías y tiempo en la controversia sobre las ideas iniciales, intentando establecer si los alimentos pueden provocar o no algo parecido a una adicción; hasta el punto de convertir la cuestión en una especie de enfrentamiento, con posiciones extremas, blancas o negras, cuando la realidad está llena de grises. Tampoco las diferentes sustancias conocidas y aceptadas como adictivas son totalmente coincidentes en todos sus efectos y características (el juego patológico, incluido en el nuevo DSM-V en el capítulo de trastornos de adicción, tampoco está asociado a ninguna sustancia en concreto). Así que los solapamientos podrían ser suficientemente llamativos y numerosos como para empezar a pensar en enfoques constructivos, con los que ambas áreas pueden aprender la una de la otra. Incluso puede ser el momento de plantearse posibles tratamientos, siempre desde una perspectiva científica y rigurosa, que sin duda deberán ser multidisciplinares, y aunar los esfuerzos y el conocimiento de diversas ramas de la ciencia.

Confío en que gracias a todo ello, en pocos años tengamos más armas para combatir en esta complicada batalla.

(Nota: Este artículo fue publicado primeramente en la web de la editorial Next Door Publishers con el título "Alimentos como drogas")

¿Cuáles son los alimentos más deseados?

Tal y como hemos visto en el apartado anterior, el concepto de adicción a los alimentos no es nuevo, pero durante los últimos años está ganando interés entre la comunidad científica, dando lugar a una buena cantidad de estudios. Aunque todavía es pronto para sacar conclusiones definitivas con el mínimo de rigor necesario, hay que reconocer que es una fuente de hipótesis realmente atractivas, así que habrá que seguir atentos la evolución de estas investigaciones.

Como también he comentado, una de las asignaturas pendientes en este tema es la falta de estudios centrados en alimentos concretos (y no en componentes aislados), enfocados a identificar síntomas similares a los que se encuentran en las adicciones, especialmente los relacionados con alguna de sus dos características principales: Un consumo descontrolado y excesivo (equivalente al "abuso" en el caso de sustancias) y la necesidad intensa de consumirlo cada cierto tiempo (equivalente a la "dependencia"). Lo más parecido son algunas investigaciones aisladas relacionadas con el segundo aspecto, en concreto con el deseo intenso, ansias o antojo que algunas personas suelen tener por comer ciertos alimentos (*"craving"* en inglés).

La primera de ellas es del año 1991, "*Food Cravings in College Population*", en la que expertos canadienses preguntaron a un millar de jóvenes sobre los alimentos que les producían este tipo de sensación. El 97% de las mujeres y 68% de los hombres afirmaron sentirla en diversos grados de intensidad y frecuencia, siendo los siguientes los alimentos más mencionados (ordenados de mayor a menor):

1. Chocolate
2. Pizza
3. Snacks (aperitivos) y otros alimentos salados
4. Helado
5. Dulces y postres
6. Carne y pollo
7. Pan y pasta

Tras estos trabajos hay que dar un salto hasta el año 2008, en el que se publicó "Rice and sushi cravings: *A preliminary study of food craving among Japanese females*". Esta investigación fue especialmente interesante porque se hizo en Japón y permitió comprobar que esta sensación depende en gran medida del historial dietético previo y de las costumbres alimentarias. Esta fue la lista de los 10 alimentos en este caso, con valores bastante igualados en sus primeros puestos:

1. Arroz
2. Chocolate
3. Pastel
4. Helado
5. Pasta
6. Yakiniku (carne a la parrilla)
7. Udon (fideos)
8. Nigiri Zushi (arroz y pescado)
9. Onigiri

10. Patatas fritas

Unos años después pudimos conocer "*Food cravings, food intake, and weight status in a community-based sample*" (2014), un estudio en el que se analizaron los datos de más de 600 personas, identificándose los siguientes alimentos como los más deseados:

1. Pizza

2. Chocolate

3. Helado

Y en el momento de escribir estas líneas, el más reciente es "*Food cravings among Brazilian population*" (2016), con más de 450 personas y el siguiente ranking:

1. Chocolate

2. Pan

3. Queso

4. Carne a la brasa

5. Frijoles o judías

He encontrado otros dos estudios sobre el tema, pero en éstos el análisis se hizo de forma menos específica, agrupando los alimentos por categorías. El peligro de este enfoque es que existe el riesgo de hacer dicha agrupación de acuerdo a ideas preconcebidas sobre los factores que podrían estar intensificando los deseos (las grasas, los azúcares, la sal, las calorías, etc.), lo que podría distorsionar los resultados. De cualquier forma, las investigaciones y sus resultados son las siguientes:

"*The experience of food craving: a prospective investigation in healthy women*" (1994): Un pequeño estudio con 25 personas en el que el primer puesto era para el chocolate y alimentos dulces que lo contienen (confitería, pasteles, bollería, etc.), el segundo para los alimentos dulces en general, el tercero para los derivados de cereales (galletas, pasteles, bollería, etc.) y el cuarto para los alimentos salados (patatas fritas, snacks, etc.).

"Food Liking and Craving: A Cross-cultural Approach" (1999): Se analizaron las preferencias con esta misma perspectiva comparando personas de nacionalidad americana y española. Aunque se identificaron algunas diferencias entre ambos colectivos, esperables debido a su diferentes hábitos alimentarios, los dos tipos de alimentos que destacaron especialmente fueron los muy dulces y los muy salados, seguidos a cierta distancia por el chocolate y los platos de carne, pescado y huevos.

Teniendo en cuenta todos estos trabajos, parece que normalmente los alimentos más deseados y "adictivos" son ultraprocesados, de intensos sabores (logrados con la adición de gran cantidad de azúcar o sal) y ricos en carbohidratos refinados y grasas.

¿Coinciden con los suyos?

¿Cómo se puede evaluar y medir la adicción a los alimentos?

He mencionado que la Yale Food Adiction Scale (YFAS) es el cuestionario más utilizado para evaluar el concepto de adicción a la comida y que aunque es una herramienta no oficial, se ha desarrollado por expertos en base a los síntomas que se suelen identificar en el abuso de sustancias consideradas adictivas, como el tabaco o el alcohol, tomados del manual de referencia para el diagnóstico de trastornos mentales DSM.

La versión más actualizada es la que se corresponde con las directrices del DSM en su quinta edición, y sus autores la formalizaron mediante la publicación del estudio "*Development of the Yale Food Addiction Scale Version 2.0*" (2016). Creo que es suficientemente interesante (y compleja, todo sea dicho) como para conocerla con detalle.

Así que vamos allá.

Para empezar, conviene saber que su escala de valoración es del 0 al 7, en función de la frecuencia con la que suceden los síntomas:

Nunca=0

Menos de una vez al mes=1

Una vez al mes=2

Dos-tres veces al mes=3

Una vez a la semana=4

Dos-tres veces a la semana=5

Cuatro-seis veces a la semana=6

A diario=7

Y esta es la lista de 35 ítems o cuestiones relacionados con ciertos síntomas, que se deben valorar mediante la escala anterior:

1. *Cuando empiezo a comer ciertos alimentos, como mucho más de lo previsto.*

2. *Sigo comiendo ciertos alimentos a pesar de que ya no tener hambre.*

3. *Como hasta el punto de sentirme físicamente enfermo.*

4. *Me preocupo mucho por comer menos cierto tipo de alimentos, pero los como de todos modos.*

5. *Paso mucho tiempo sintiéndome débil o cansado por comer en exceso.*

6. *Paso mucho tiempo comiendo cierto tipo de alimentos durante todo el día.*

7. *Cuando ciertos alimentos no están disponibles, me esfuerzo por conseguirlos. Por ejemplo, voy a la tienda a comprar ciertos alimentos a pesar de que tenía otras cosas para comer en casa.*

8. *Como ciertos alimentos con mucha frecuencia o en cantidades tan grandes que dejo de hacer otras cosas importantes. Estas cosas pueden ser trabajar o pasar tiempo con la familia o los amigos.*

9. *Tengo problemas con mi familia o amigos a causa de lo mucho que como.*

10. *Evito el trabajo, la escuela o las actividades sociales porque temo comer en exceso allí.*

11. *Cuando reduzco o dejo de comer ciertos alimentos, me siento irritable, nervioso o triste.*

12. *Si tengo síntomas físicos porque no he comido ciertos alimentos, los como para sentirme mejor.*

13. *Si tengo problemas emocionales porque no he comido ciertos alimentos, los como para sentirme mejor.*

14. *Cuando reduzco o dejo de comer ciertos alimentos, tengo síntomas físicos. Por ejemplo, dolores de cabeza o fatiga.*

15. *Cuando dejo de comer ciertos alimentos, siento deseos muy intensos de comerlos.*

16. *Mi conducta alimentaria me causa mucha angustia.*

17. *Tengo problemas significativos en mi vida a causa de la comida. Puede ser con mi rutina diaria, el trabajo, la escuela, los amigos, la familia o la salud.*

18. *Me siento tan mal por comer en exceso que dejo de hacer cosas importantes. Pueden ser trabajar o pasar tiempo con la familia o los amigos.*

19. *Comer en exceso me dificulta cuidar de mi familia o hacer las tareas del hogar.*

20. *Evito el trabajo, la escuela o actos sociales porque no puedo comer ciertos alimentos allí.*

21. *Evito actos sociales porque la gente no aprueba la cantidad que como.*

22. *Sigo comiendo de la misma manera a pesar de que me causa problemas emocionales.*

23. *Sigo comiendo de la misma manera a pesar de que me causa problemas físicos.*

24. *Comer la misma cantidad de comida no me da tanto placer como lo solía hacer.*

25. *Tengo muchas ganas de reducir o dejar de comer ciertos tipos de alimentos, pero simplemente no puedo.*

26. *Necesito comer más y más para conseguir ciertos sentimientos. Incluye la reducción de las emociones negativas como la tristeza o aumentar el placer.*

27. *No rindo bien en mi trabajo o en la escuela porque como demasiado.*

28. *Sigo comiendo ciertos alimentos a pesar de que sé que es físicamente peligroso. Por ejemplo, no dejo de comer dulces a pesar de que tengo diabetes o como alimentos grasos a pesar de tener enfermedades del corazón.*

29. *Tengo impulsos de comer ciertos alimentos tan fuertes que no puedo pensar en otra cosa.*

30. *Tengo tantas ansias por ciertos alimentos que siento que tengo que comer de inmediato.*

31. *He tratado de reducir o no comer cierto tipo de comida, pero no he tenido éxito.*

32. *He tratado de reducir o dejar de comer ciertos alimentos, pero he fracasado.*

33. *He estado tan distraído comiendo que podía haberme hecho daño (por ejemplo, conduciendo, cruzando la calle, manejando maquinaria).*

34. *He estado tan distraído pensando en la comida que podía haberme hecho daño (por ejemplo, conduciendo, cruzando la calle, manejando maquinaria).*

35. *Mis amigos o familiares están preocupados por lo mucho que como.*

Respecto al sistema de puntuación, es donde encontramos la principal complejidad, así que voy a explicarlo paso a paso:

En primer lugar hay que ver cuántos ítems "puntúan" (un punto cada uno). Cada ítem tiene diferentes límites para considerarse que puntúa, de acuerdo a los siguientes criterios y en función de la frecuencia identificada:

- Al menos una vez al mes: Ítems 9, 10, 19, 27, 33, 35

- Al menos dos a tres veces al mes: 8, 18, 20, 21, 34

- Al menos una vez a la semana: 3, 11, 13, 14, 22, 28, 29

- Al menos dos a tres veces a la semana: 5, 12, 16, 17, 23, 24, 26, 30, 31, 32

- Al menos cuatro a seis veces a la semana: 1, 2, 4, 6, 7, 15, 25

En segundo lugar, se deben agrupar los 35 ítems en 12 síntomas globales, de la siguiente forma:

1. Ingesta en mayor cantidad y durante más tiempo de lo previsto: Ítems 1, 2, 3

2. Deseos repetidos e infructuosos por dejarlo: 4, 25, 31, 32

3. Mucho tiempo utilizado en conseguirlo o comer: 5, 6, 7

4. Reducción de las actividades sociales, ocupacionales o recreativas: 8, 10, 18, 20

5. Ingesta continua a pesar del conocimiento de consecuencias adversas: 22, 23

6. Tolerancia (aumento de la cantidad, reducción de placer): 24, 26

7. Abstinencia: 11, 12, 13, 14, 15

8. Ingesta continuada a pesar de los problemas sociales o interpersonales: 9, 21, 35

9. Incumplimiento de la obligaciones: 19, 27

10. Situaciones físicamente peligrosas: 28, 33, 34

11. Deseo intenso: Preguntas 29, 30

12. Deterioro o malestar clínicamente significativo: 16, 17

Y en tercer lugar, se comprueba en cuáles de estos 12 síntomas se ha identificado al menos un ítem "puntuable".

Para evaluar el grado de adicción, se debe haber identificado algún ítem puntuable en el último síntoma (*Deterioro o malestar clínicamente significativo*), y en función del resto se establece la gravedad:

- Otros 2 o 3 síntomas: Adicción leve.

- Otros 4 o 5 síntomas: Adicción moderada.

- Otros 6 o más síntomas: Adicción grave.

Como le he adelantado, el método tiene su complejidad, pero si sigue cada uno de los pasos, podrá aplicarlo con relativa facilidad.

Si de cualquier forma le parece excesivamente complicado, posteriormente sus autores publicaron una versión alternativa y simplificada del mismo, que denominaron "*Modified Yale Food Addiction Scale*" (mYFAS 2.0). Como ellos mismos indicaron en el estudio en el que dieron a conocer la herramienta, "*Development of the Modified Yale Food Addiction Scale Version 2.0*" (2017), "*(...) el mYFAS 2.0 puede ser una opción apropiada para los estudios que al evaluar la adicción a la comida priorizan la especificidad o cuando se necesita hacer una medición más breve".*

En efecto, su uso es bastante más sencillo que el anterior y, según cuentan en el trabajo, se consiguen resultados razonablemente equivalentes.

Veámoslo en la práctica.

Esta segunda herramienta de evaluación se compone de 13 ítems, que describen otros tantos síntomas:

1. *Como hasta el punto de sentirme físicamente enfermo.*

2. *He intentado, sin éxito, dejar de comer ciertos alimentos.*

3. *Paso mucho tiempo sintiéndome débil o cansado por comer en exceso.*

4. *Evito actividades sociales, del trabajo, o del colegio porque me preocupa comer demasiado allí.*

5. *Sigo comiendo de la misma forma aunque me causa problemas emocionales.*

6. *La misma cantidad de comida ya no me aporta la satisfacción que me solía aportar.*

7. *Si tengo problemas emocionales por no haber comido ciertos alimentos, los como para sentirme mejor.*

8. *Mis amigos y familiares están preocupados por todo lo que como en exceso.*

9. *Comer en exceso me dificulta cuidar de mi familia o hacer las tareas domésticas.*

10. *He estado tan distraído comiendo que podía haberme hecho daño (por ejemplo, conduciendo, cruzando la calle, manejando maquinaria).*

11. *Tengo impulsos de comer ciertos alimentos tan fuertes que no puedo pensar en otra cosa.*

12. *Tengo problemas significativos en mi vida a causa de la comida. Puede ser con mi rutina diaria, el trabajo, la escuela, los amigos, la familia o la salud*

13. *Mi conducta alimentaria me causa mucha angustia.*

De nuevo cada uno de estos ítems debe evaluarse por parte de la persona afectada en función de la siguiente escala, relacionada con la frecuencia con la que aparecen los síntomas:

Nunca = 0

Menos de una vez al mes = 1

Una vez al mes = 2

Dos-tres veces al mes = 3

Una vez a la semana = 4

Dos-tres veces a la semana = 5

Cuatro-seis veces a la semana = 6

A diario = 7

Ahora hay que sumar todos los ítems que se consideran como "positivos". Y para decidir si son positivos o no, deben haber obtenido una valoración entre los siguientes rangos:

- Ítems 4, 8, 9, 10: Valoración de 2 a 7 (al menos una vez al mes).

- Ítems 1, 5, 7, 11: Valoración de 4 a 7 (al menos una vez a la semana).

- Ítems 2, 3, 6, 12, 13: Valoración de 5 a 7 (al menos dos-tres veces a la semana).

Y para evaluar el grado de adicción, se debe haber puntuado como "positivos" alguno de los dos últimos ítems (el 12 y/o el 13), y con el resto se establece la gravedad:

- Otros 2 o 3 ítems positivos: Adicción leve.

- Otros 4 o 5 ítems positivos: Adicción moderada.

- Otros 6 o más ítems positivos: Adicción grave.

Bien, si se anima a hacer su autoevaluación y el resultado es positivo, es posible que usted se pregunte "¿y después, qué?". Pues lo cierto es que no tengo respuesta. Según el espíritu del documento, podríamos suponer que si el diagnóstico es positivo es porque se sufren síntomas similares a los de las personas que sufren adicción a sustancias adictivas como el tabaco o el alcohol. Y, por lo tanto, un posible tratamiento del sobrepeso o de la relación con la comida quizás debería presentar elementos comunes con los de esas patologías.

Pero todo esto, a día de hoy, no son más que hipótesis.

¿Servirse en plato pequeño ayuda a comer menos?

Seguramente lo habrá escuchado en alguna ocasión: "*Si utilizamos platos grandes tenemos tendencia a servirnos más alimentos que si utilizamos platos pequeños*". Podría parecer que tiene lógica ¿verdad? Seguro que en alguna ocasión la comida le ha parecido algo escasa al verla servida en un plato de gran tamaño. Se podría pensar que la cosa tiene bastante rigor, ya que la recomendación de utilizar vajilla pequeña para conseguir comer algo menos es bastante frecuente; hasta el propio gobierno norteamericano, la incluyó entre las directrices de su programa *Myplate*, indicando que es un sencillo truco para reducir el tamaño de las porciones.

Lo cierto es que algunos estudios en el pasado parecían indicar que esta idea tenía visos de ser cierta. Por ejemplo, el que fue bastante mediático "*Super Bowls: Serving Bowl Size and Food Consumption*" (2005), ya que fue publicado en la prestigiosa JAMA, concluyó que la utilización de platos grandes normalmente provocaba servirse más comida. También trabajos más recientes como "*Portion size me: plate-size induced consumption norms and win-win solutions for reducing food intake and waste*" (2013) sugerían la misma idea, un mayor consumo de alimentos al utilizar platos grandes.

Sin embargo, otros ensayos similares no llegaban a las mismas conclusiones. Por ejemplo en "*Using a smaller dining plate does not suppress food intake from a buffet lunch meal in overweight, unrestrained women*" (2013) los investigadores no encontraron pruebas de que reducir el tamaño del plato sirviera para comer menos calorías. O en "*A pilot study to investigate the effect of plate size on meal energy intake in normal weight and overweight/obese women*" (2011) concluyeron que la energía ingerida era la misma, independientemente del tamaño del plato utilizado.

Para poder aclarar un poco más el asunto podemos recurrir a varias revisiones sobre el tema. La primera es el metaanálisis "*Will smaller plates lead to smaller waists? A systematic review and meta-analysis of the effect that experimental manipulation of dishware size has on energy consumption*" (2014), en la que expertos británicos consideraron que de haber diferencias son muy escasas y que la recomendación de reducir el tamaño del plato no se soporta sobre una evidencia consistente.

La segunda es "*The influence of plate size on meal composition. Literature review and experiment*" (2014), y de nuevo sus autores concluyeron que la reducción del tamaño del plato no es una estrategia que se haya demostrado útil para reducir la ingesta.

Y la tercera es ""*Whether Smaller Plates Reduce Consumption Depends on Who's Serving and Who's Looking: A Meta-Analysis*" (2015). En este caso los autores concluyeron que el tamaño del plato podía influir en la cantidad de la ingesta, aunque desde el punto de vista práctico se quedaron un poco cortos ya que, no analizaron directamente el efecto en el peso corporal.

Viendo todos estos resultados, de momento yo no me gastaría dinero en cambiar de vajilla con la esperanza de que me vaya a ayudar a comer menos.

¿Qué influye más para no engordar, el dinero o la educación?

Muchos estudios epidemiológicos han asociado un menor nivel económico con mayores índices de obesidad. En las sociedades desarrolladas los colectivos más desfavorecidos, en lugar de estar desnutridos, suelen presentar mayores niveles de sobrepeso y de enfermedades asociadas. Y a la hora de explicar esta correlación suele recurrirse al bajo coste de la comida basura y el más elevado precio de la comida de calidad.

De lo que hay menos datos es de la relevancia de los diferentes subcomponentes del concepto "nivel socioeconómico". Por ejemplo, los ingresos y el nivel cultural o educativo son parte del mismo y están íntimamente relacionados, pero ¿cuál es más importante? Si la comida saludable es más cara, podríamos pensar que los ingresos (o la falta de ellos) son los que dominan. Pero también es bastante obvio que una mejor educación permite tener más y mejores conocimientos sobre nutrición y salud.

Empecemos comprobando si las premisas de partida son válidas: ¿realmente la comida saludable cuesta más? Los autores del estudio *"The cost of US foods as related to their nutritive value"* (2010) pueden darnos la respuesta. Tras hacer el análisis del coste de los alimentos en función de su valor nutricional llegaron a las siguientes conclusiones:

"Los cereales y los azúcares fueron más baratos que los vegetales y las frutas por caloría y más baratos que las frutas por porción. Esta diferencia de precio puede ayudar a explicar por qué los alimentos de bajo costo y densos en energía que son pobres en nutrientes están asociados con una menor educación y bajos ingresos."

Vamos, que efectivamente, la comida saludable es más cara.

A continuación podríamos hacernos otra pregunta: ¿La gente con menos ingresos compra comida más barata y menos saludable? Las siguientes revisiones nos informan sobre este tema:

- *Socioeconomic inequalities in the healthiness of food choices: Exploring the contributions of food expenditures (2016)*

- *Contribution of food prices and diet cost to socioeconomic disparities in diet quality and health: a systematic review and analysis (2016)*

Leyendo sus conclusiones vemos que, en efecto, el precio es un factor que impulsa a las personas con menos ingresos a comprar más barato y de peor calidad nutricional.

Demos un paso más: ¿significa esto que bastaría con tener más ingresos para que la gente comiese mejor? En el estudio "*Too much of a good thing? Exploring the impact of wealth on weight*" (2015) podemos encontrar la respuesta, ya que investigadores australianos analizaron la influencia de la variable económica en este sentido, con un enfoque bastante peculiar. Recopilaron datos sobre la salud y la obesidad de personas que se habían enriquecido de forma súbita, normalmente debido a herencias o a premios de lotería.

Los resultados fueron sorprendentes: encontraron que cuando la persona beneficiada tenía previamente bajos ingresos, la "suerte económica" solía ir acompañada de un aumento de unos cinco kilos de peso. Y lo peor es que en bastantes casos ese aumento llegaba para quedarse y se mantenía en el tiempo.

En definitiva, podemos deducir que para la prevención de la obesidad la variable económica importa, pero probablemente sea más relevante el nivel educativo (que lamentablemente suele llegar a mayor desarrollo cuando se dispone de más recursos). Así que, puestos a definir políticas, quizás convenga poner el foco en la educación y dejar las acciones dirigidas a mejorar el precio de la comida saludable y aumentar el de la menos saludable (normalmente mediante impuestos) en un segundo plano. Otros estudios como *"Does higher education protect against obesity? Evidence using Mendelian randomization"* (2017) parecen confirmar este criterio.

Pero sin olvidarse que es importante "atacar" todos los frentes que sea posible, claro.

ALIMENTACIÓN INFANTIL

¿Con qué alimentos se atragantan más los niños?

Si la alimentación para adultos está llena de mitos y leyendas urbanas, la de los niños tampoco se queda corta. Hay consejos alimentarios muy arraigados que siempre me han resultado un poco dudosos, sobre todo cuando están asociados a miedos y exageraciones.

Uno de los más populares es el atragantamiento. A cualquier padre le horroriza la posibilidad de verse en esa situación, con su hijo ahogándose por un alimento atascado en su garganta. Así que es esperable que si algún alimento es más susceptible de producir atragantamiento, lo normal es que todo el mundo evite dárselo a sus hijos.

Probablemente el alimento que con más frecuencia se asocia a esta situación son los frutos secos, razón por la que prácticamente se prohíbe a menores tres años. Y se suele hacer con mucha vehemencia, como puede comprobarse haciendo una sencilla búsqueda en internet. Desde el punto de vista del sentido común la cosa parece tener bastante lógica. Los frutos secos son alimentos duros, algunos de ellos con formas peligrosamente redondeadas, así que probablemente muy susceptibles de taponar gargantas. Pero a veces el sentido común puede no ser tan evidente, sobre todo en alimentación. La lógica también nos dice que mientras sea sólido, cualquier alimento es susceptible se provocar un atragantamiento, sobre todo en niños que están aprendiendo a comer. Y que, de la misma forma que cualquier padre suele hacer con otros alimentos cuando se los da a los niños pequeños, los frutos secos también se pueden trocear.

¿Y qué dicen la ciencia y los datos? ¿Son los frutos secos tan peligrosos para los niños pequeños?

Se han realizado un par de revisiones sobre el tema que creo que son las más completas, ambas publicadas en la revista *Pediatrics*, así que le voy a contar lo que dicen.

En la primera de ellas, *"Prevention of Choking Among Children"* (2010), los autores comentaron que mueren al año en EEUU por esta razón unos 70 niños al año. Una cantidad significativa, pero muy inferior a los 700 que suelen morir ahogados anualmente en piscinas, playas o similares, al más de un millar que son víctimas mortales en accidentes de tráfico e incluso a los que fallecen por accidentes en hogar.

Respecto a los alimentos más peligrosos, los autores dieron estos detalles:

"Los alimentos más comúnmente asociados a la asfixia fatal entre los niños son los perritos calientes. Los perritos calientes comparten las características físicas descritas anteriormente para los juguetes de alto riesgo. Son cilíndricos, del tamaño de las vías respiratorias y compresibles, lo que permite que se atasquen firmemente en la hipofaringe de un niño y ocluyan completamente las vías respiratorias. Otros alimentos de alto riesgo son los caramelos y dulces duros, los cacahuetes y frutos secos, las semillas, las uvas enteras, las zanahorias crudas, las manzanas, las palomitas de maíz, los trozos de mantequilla de cacahuete, los malvaviscos (o "nubes") y el chicle. Muchos de estos alimentos, como los caramelos redondos, las uvas , los malvaviscos y la carne / salchichas, comparten las mismas características físicas de alto riesgo que crean tapones eficaces para la vía aérea infantil. De forma similar a los globos de goma, la mantequilla de cacahuete puede ajustarse a

las vías respiratorias y formar un sello tenaz que es difícil de desplazar o extraer. Es de destacar que muchos alimentos con características de alto riesgo asociados con la asfixia son de fabricación humana. Estos alimentos están diseñados y, por lo tanto, son susceptibles de cambio, a diferencia de productos alimenticios de origen natural tales como ciertas frutas y verduras. Los fabricantes de alimentos que con frecuencia son consumidos por los niños deberían, en la medida de lo posible, diseñar estos productos de forma que se minimice el riesgo de asfixia en el colectivo infantil."

Como ha podido observar, los cacahuetes y frutos secos se mencionan en el texto, aunque no se dan datos demasiado concretos.

En la segunda revisión, *"Nonfatal Choking on Food Among Children 14 Years or Younger in the United States, 2001–2009"* (2013), centrada en el atragantamiento por alimentos no mortal, se realizó un análisis más detallado y segmentado, que nos permite conocer el problema mejor. Los autores llevaron a cabo un análisis edad por edad (año por año), identificando los tres tipos de alimentos que con más frecuencia se han encontrado en atragantamientos. Y mostraron datos en los que se observaba que la mayoría de los casos de atragantamiento ocurren cuando los pequeños tienen menos de un año de edad. Y para el rango más crítico, el de 0 a 4 años, los caramelos-dulces (duros y blandos) acaparaban la cuarta parte de los casos, seguidos por las frutas/vegetales, la leche, la carne y las semillas/frutos secos.

Con todo ello, los autores concluyeron lo siguiente para todo el colectivo infantil (0 a 14 años):

"(...) De todos los tipos de alimentos, los caramelos-dulces rígidos fueron los que causaron más episodios de atragantamiento (15,5%), seguidos de otros dulces (12,8%), la carne (diferente a perritos calientes) (12,2%), y los huesos-espinas (12,0%). Estos 4 tipos de alimentos representaron más de la mitad (52,5%) de los casos de

atragantamiento con alimentos conocidos. (...) La leche fue responsable del 6,7% de todos los casos de atragantamiento relacionado con los alimentos, que representaron más de un tercio (36,3%) de los episodios entre los niños de <1 año.

Los perritos calientes representaron el 2,6% de los casos. Los pacientes que se atragantaron con un perrito caliente tenían más probabilidades de requerir hospitalización que los que se atragantaron con otro tipo de alimentos. Además, los pacientes que se atragantaron con semillas/frutos secos tenían más probabilidades de requerir hospitalización que los que se atragantaron con otro tipo de alimentos .

(...) El número de episodios de atragantamiento por caramelos-dulces (tanto duros y como blandos) aumentó con la edad . A los 4 años, el 55,2% de los episodios de asfixia fue por caramelos-dulces. Además, los pacientes de 0 a 4 años de edad eran más propensos a ahogarse con frutas / verduras que los pacientes de 5 a 14 años."

Para completar la información respecto a los atragantamientos mortales, el estudio *"Fatal and non-fatal food injuries among children (aged 0—14 years)"* (2008) es bastante valioso, ya que recopiló una cantidad importante de datos de 26 hospitales pediátricos. En este trabajo los autores del estudio concluyeron lo siguiente:

"Los cacahuetes representaron el 26% de todas las lesiones y los perritos calientes el 16% de todas las muertes, ocupando estos dos alimentos los dos primeros puestos en cada modalidad. Los perritos calientes, los dulces-caramelos, la carne, los cacahuetes, las zanahorias, las manzanas y las palomitas fueron los asociados a mayor riesgo para niños pequeños (...).

Entre los 10 alimentos que causaron más lesiones a niños menores de 3 años los, cacahuetes, palomitas de maíz, manzanas, semillas de girasol, y las zanahorias estuvieron por encima de dulces, perritos calientes, la carne (no especificada), espinas y pollo (sin hueso).

Entre los 10 alimentos que causaron más muertes, las manzanas, el pan, las zanahorias y las galletas estuvieron solo relacionadas con menores de 3 años. Todos los fallecimientos por perritos calientes ocurrieron en niños menos de 4 años"

Para finalizar, cabe destacar que todos estos estudios aportan un análisis parcial, ya que no analizan el riesgo relativo en función de su consumo. No es lo mismo una cantidad pequeña de casos de atragantamiento con un alimento que casi no se consume que el mismo número de casos con un alimento muy consumido.

De cualquier forma, viendo los datos, se puede observar que el atragantamiento es una causa de muerte poco frecuente entre los niños, con una incidencia bastante inferior a la de otras causas como los accidentes de tráfico, el ahogamiento en el agua o los accidentes del hogar. Que se reduce aún más si solo se cuantifican los atragantamientos por alimentos, ya que también suele ser muy habitual el que ocurre por objetos como monedas, canicas y similares.

Además, parece que el atragantamiento no es algo exclusivo de los niños, ni mucho menos. Según el Instituto Nacional de Estadística español (INE), en España mueren al año unas 2500 personas por ahogamiento o asfixia accidentales, de las cuales probablemente la mitad (según la Fundación Mapfre), son casos de atragantamiento. Y tan solo una pequeña fracción de ellos, sobre el 2%, son casos de niños de menos de 10 años, un porcentaje bastante inferior al de los adultos. Sin embargo, en la madurez, y sobre todo a partir de los 75–80 años, los accidentes mortales de este tipo se disparan.

En el siguiente gráfico pueden ver el número de fallecimientos por esta causa durante 2015, segmentado por tramos de edad (fuente: INE):

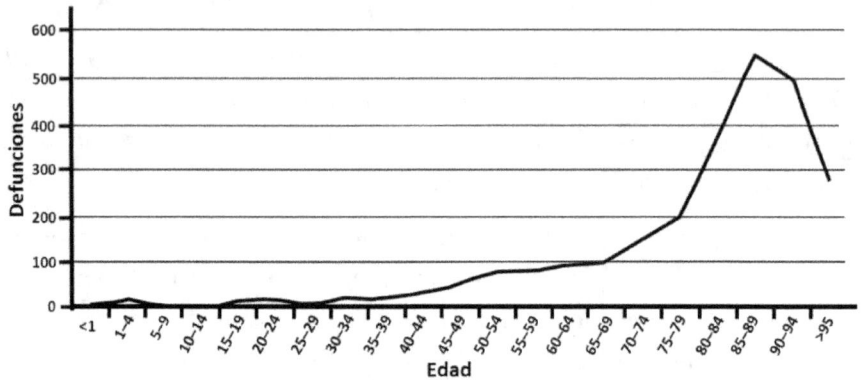

¿Sorprendido? Como puede observar son casi inexistentes entre los niños y claramente crecientes al avanzar en el tramo de edad, sobre todo en la vejez.

Respecto a los diferentes tipos de alimentos, los resultados de los estudios son bastante heterogéneos, y depende de si se centran en atragantamientos graves y con fallecimiento, o menos graves. La mayoría coinciden en que los mayores responsables de los casos más graves son los dulces y caramelos, tanto duros como blandos; una razón más para evitar dárselos a los niños. En el resto, no parece haber resultados muy concluyentes. Aunque los frutos secos se mencionan en varias listas, también lo hacen los vegetales, las salchichas y la carne. Vamos, que casi cualquier alimento que no se deshaga en la boca tiene cierto peligro con un niño pequeño, sobre todo si tiene forma esférica o cilíndrica y de cuña. Parece que se atragantan con muchas cosas, algo en parte lógico y razonable (aunque a veces trágico), ya que están aprendiendo a comer. Son situaciones e incidentes que también ocurren cuando aprenden a andar, a subir y bajar escaleras, a nadar, a jugar con la pelota...

En definitiva: precaución pero sin obsesionarse.

¿Cómo deben empezar a comer alimentos los bebés?

Quienes tenemos hijos, y especialmente cuando hemos sido nuevos en estas lides, sabemos las preocupaciones que suele acarrear su alimentación en su etapa más temprana. Sobre todo cuando la lactancia materna bajo demanda se empieza a complementar con otros alimentos. La imposibilidad de poder comunicarnos y entendernos con ellos nos impide saber cuáles son exactamente sus sensaciones, conocer con precisión su apetito, sus preferencias y sus gustos. Por eso solemos recibir con bastante satisfacción instrucciones concretas de los pediatras, ya que nos permiten cuantificar los objetivos a conseguir: cuánto y qué debemos lograr que coman. Y por eso durante décadas a los bebés, tras la leche materna o de fórmula, se les ha pautado purés y papillas siguiendo rigurosos patrones y periodos de tiempo.

Es probable que la excelente labor de marketing de los fabricantes de alimentos infantiles, dando instrucciones claras y definidas para el consumo de sus productos, haya influido también en esta forma de actuar. Aunque las prioridades de estas empresas sobre todo hayan sido dos: maximizar sus ventas y asegurarse de que nadie pudiera acusarles de no suministrar algún tipo de nutriente a los más pequeños.

Pero los tiempos han cambiado y, al igual que ocurre con la alimentación de los adultos, el entorno ya no es de necesidad, sino de sobredisponibilidad. Muchos tenemos la gran suerte de vivir en un mundo en el que están accesibles todo tipo de alimentos y el problema no es la falta nutrientes, sino el exceso de algunos de ellos.

Las investigaciones sobre el efecto de este tipo de entorno obesogénico y de diferentes enfoques alimentarios en la salud de nuestros hijos poco a poco se van acumulando, aunque todavía es difícil sacar conclusiones claras basándose en los resultados obtenidos, que suelen ser bastante heterogéneos. La cantidad de estudios no es grande, supongo que debido a que somos especialmente rigurosos en la ética de los ensayos con bebés, por razones obvias. Y quizás también por la dificultad de diseñar y ejecutar estudios de intervención respetuosos con los participantes y en los que se pueda evaluar de forma fiable el efecto a largo plazo de la alimentación durante los primeros meses de vida.

De cualquier forma, si hacemos una pequeña recopilación de las revisiones más recientes realizadas sobre el inicio de la alimentación complementaria en bebés podemos identificar las conclusiones derivadas del análisis de la evidencia disponible hasta la fecha. Estos pueden ser unos cuantos documentos interesantes:

- *Timing of the introduction of complementary feeding and risk of childhood obesity: a systematic review (2013)*

- *The types of food introduced during complementary feeding and risk of childhood obesity: a systematic review (2013)*

- *Complementary feeding and non communicable diseases: current knowledge and future research needs (2012)*

- *Science base of complementary feeding practice in infancy (2010)*

- *Do complementary feeding practices predict the later risk of obesity? (2012)*

Y, como suele ocurrir en las situaciones en las que las circunstancias han cambiado y los estudios serios son relativamente recientes, las conclusiones basadas en la evidencia que pueden deducirse son bastante genéricas y abiertas. Lo cual en un primer momento podría parecer negativo, porque nos van a dejar con bastantes incertidumbres. Pero que realmente hay que considerar en positivo, ya que permiten disponer de una gran diversidad de soluciones, que podremos analizar y seleccionar en función de las circunstancias.

Pues bien, resumiendo revisiones como las citadas y realizadas por expertos, estas son las (pocas) directrices genéricas sobre la introducción de la alimentación complementaria en los bebés (tras el periodo de lactancia) que se pueden deducir:

1. Pueden comer alimentos a partir de los 4–6 meses.

2. Deben comer alimentos saludables, siguiendo una dieta completa.

3. Los alimentos deben ser adaptados a sus capacidades para masticar y tragar.

Y ya.

En efecto, parecen unas directrices enormemente genéricas, pero son perfectamente coherentes con las que también debemos seguir los adultos.

Antes de que se lleve las manos a la cabeza y empiece a preguntarse lo que significa "alimentos saludables" y "dieta completa", le recomiendo que siga leyendo, porque quizás la forma de aclarar todo esto sea más sencilla de lo que parece.

Como se cuenta en el trabajo *"Clara M. Davis and the wisdom of letting children choose their own diets "*(2006), hace casi un siglo la pediatra e investigadora Clara Davis publicó dos pequeños estudios realizados con huérfanos:

- *"Self selection of diet by newly weaned infants" (1928)*

- *"Results of the self-selection of diets by young children"* (1939)

En ambos casos ofreció a bebés menores de un año, que hasta entonces solo habían tomado leche materna, una treintena de alimentos de todo tipo (vegetales, frutas, cereales, carnes, pescado, etc), preparados en cuencos y debidamente troceados o triturados. Cuando digo que "ofreció", realmente debería decir "puso a su disposición", porque simplemente los preparó y los puso a su alcance. A continuación, dejó que ellos mismos eligieran el alimento que preferían y regularan las cantidades de acuerdo a su apetito.

El resultado fue sorprendente: los pequeños seleccionaron combinaciones de alimentos y cantidades muy diversas, probablemente acorde con sus gustos particulares, pero la combinación final fue considerada como muy completa y saludable, con todos los nutrientes necesarios. Es decir, simplemente dejándose llevar por su instinto llegaron a alimentarse correctamente.

Estos trabajos tienen muchos años y hoy en día no cumplirían los estándares mínimos de rigurosidad que se exigen a una investigación. Pero estudios más recientes muestran que esta idea no es ningún disparate y que es posible dejar comer con bastante antelación a los bebés por su cuenta los alimentos que les hayamos preparado adecuadamente.

Estos son algunos de ellos:

- *"Baby-Led Approach to Eating Solids and Risk of Choking"* (2016).

- *"Recommendations on complementary feeding for healthy, full-term infants"* (2015).

- *"How different are baby-led weaning and conventional complementary feeding? A cross-sectional study of infants aged 6-8 month"s (2015).*

- *Development and pilot testing of Baby-Led Introduction to Solids--a version of Baby-Led Weaning modified to address concerns about iron deficiency, growth faltering and choking (2015).*

- *"How feasible is Baby-led Weaning as an approach to infant feeding? A review of the evidence" (2012).*

Este enfoque se llama *Baby–led weaning* y se basa esencialmente en poner a su disposición a partir de los 6 meses alimentos saludables y debidamente preparados, que formen una dieta completa, para que ellos mismos vayan regulando progresivamente la sustitución de la lactancia por la alimentación más sólida, permitiendo que sus gustos y apetito sean los responsables de la regulación. En la práctica, la situación ideal sería ofrecerles la misma comida que come el resto de la familia (que también debería ser completa y saludable), debidamente triturada, picada o troceada, adaptada a sus capacidades para masticar y evitar atragantamientos.

Como he comentado, las investigaciones todavía no son muy numerosas, pero resultan bastante prometedoras. Es posible que sea necesario profundizar en cuál es la mejor forma de hacer la supervisión del niño y preparar los alimentos para minimizar los riesgos, así como concretar algunas instrucciones para evitar posibles deficiencias nutricionales, pero el potencial de este enfoque tan intuitivo y natural es grande. Hay quien piensa que es posible que este método sea especialmente positivo a largo plazo para prevenir la obesidad y la preferencia por los alimentos ultraprocesados, aunque estudios como *"Effect of a Baby-Led Approach to Complementary Feeding on Infant Growth and Overweight"* (2017) todavía no han encontrado efectos especialmente beneficiosos en este sentido.

Para terminar, si se pregunta qué hay de aquellas antiguas directrices que recomendaban retrasar la introducción de alimentos como los huevos o los cacahuetes, ya que se pensaba que su ingesta temprana podía aumentar el riesgo de alergia hacia dichos alimentos, revisiones y estudios recientes concluyen que es mejor olvidarlas:

- *Timing of Allergenic Food Introduction to the Infant Diet and Risk of Allergic or Autoimmune Disease; A Systematic Review and Meta-analysis (2016).*

- *Two-step egg introduction for prevention of egg allergy in high-risk infants with eczema (PETIT): a randomised, double-blind, placebo-controlled trial (2016)*

De hecho, los resultados indican lo contrario; cuando estos alimentos se empiezan a comer pronto, el riesgo de sufrir alergias disminuye significativamente.

Pero no olvide que cada caso de alergia alimentaria es diferente, ya que depende de la respuesta individual de cada sistema inmunitario de cada niño. Así que siempre déjese guiar por las recomendaciones de su pediatra y su alergólogo.

¿Qué podemos hacer para que nuestros hijos coman alimentos saludables?

Uno de los datos más preocupantes cuando se analizan las estadísticas sobre obesidad en el mundo es su crecimiento, también imparable, entre los niños. Desafortunadamente, los obstáculos para combatir esta tendencia son numerosos y difíciles de superar. Y los resultados de las estrategias seguidas al respecto son muy poco halagüeños. Casi no hay intervenciones significativamente exitosas en la prevención de la obesidad infantil a largo plazo ni políticas que se hayan demostrado especialmente eficaces. Las revisiones son bastante desesperanzadoras, con resultados de poca relevancia o incluso nulos:

- *Interventions to Improve Adolescent Nutrition: A Systematic Review and Meta-Analysis (2016)*

- *The effects of school-based lifestyle interventions on body mass index and blood pressure: a multivariate multilevel meta-analysis of randomized controlled trials (2016)*

- *A meta-analysis of school-based obesity prevention programs demonstrates limited efficacy of decreasing childhood obesity (2015)*

- *Physical activity and cardiovascular risk factors in children: meta-analysis of randomized clinical trials (2014)*

- *Effective interventions in overweight or obese young children: systematic review and meta-analysis (2014)*

- *Childhood Obesity Prevention Programs: Comparative Effectiveness Review and Meta-Analysis (2013)*

- *School-based obesity prevention programs: a meta-analysis of randomized controlled trials (2013)*

- *Impact of dietary and exercise interventions on weight change and metabolic outcomes in obese children and adolescents: a systematic review and meta-analysis of randomized trials (2013)*

- *The effect of participation in school-based nutrition education interventions on body mass index: a meta-analysis of randomized controlled community trial (2013)*

- *Effectiveness of lifestyle interventions in child obesity: systematic review with meta-analysis (2013)*

- *Childhood overweight and obesity prevention interventions among Hispanic children in the United States: systematic review (2012)*

Pero no hay que ceder, ya que si queremos asegurar a nuestros hijos una mejor salud, la lucha contra la obesidad infantil debe ser una de las batallas prioritarias. Planteando políticas e intervenciones sólidas y firmes, como la OMS publicó en su informe *"Ending Childhood obesity"* (2016).

De cualquier forma, mientras instituciones y políticos siguen trabajando en diseñar y desplegar planes eficaces, nosotros tenemos que educar día a día a nuestros hijos, procurando que coman lo mejor posible. Y con mucha frecuencia una de las cosas más difíciles de conseguir es que se habitúen a ciertos alimentos saludables, como por ejemplo las verduras y hortalizas, probablemente porque están demasiado acostumbrados a alimentos que les aportan sensaciones más intensas, placenteras y satisfactorias. Como por ejemplo aquellos que suelen estar bien cargados de azúcar: galletas, bollos, cereales de desayuno o bebidas azucaradas. ¿Quién va a querer comer lechuga después de probar los cereales con chocolate?

¿Y qué podemos hacer en nuestras casas y en nuestro día a día?

Todavía hay poca ciencia que nos ayude a responder a esta pregunta, pero podemos encontrar algunos estudios de cierto interés.

Por ejemplo, ¿qué tal intentar convencerles de que los vegetales son muy saludables? Si somos capaces de transmitirles esa idea, utilizando su lenguaje, haciéndoles ver que comer ese tipo de alimentos les ayudará a estar más fuertes y sanos, quizás se inclinen más por comerlos. Muchos lo hemos intentado una y otra vez, incluso llegando al marketing del miedo: "*come las zanahorias o te pondrás enfermo*". Pero ¿funciona esta táctica?

Un estudio publicado en la revista Journal of Consumer Research nos puede dar pistas al respecto, "*If it's Useful and You Know it, Do You Eat? Preschoolers Refrain from Instrumental Food*" (2014). Sus autores hicieron varios experimentos en este sentido, con un grupo de casi 300 preescolares (3 a 5 años y medio). En cada caso ofrecieron varios tipos alimentos (entre los que había vegetales, en concreto zanahorias) y utilizaron diversos recursos didácticos, adaptados a su edad, para transmitirles ciertos mensajes relacionados con su utilidad y beneficios para la salud, utilizando personajes (niños) con los que ellos pudieran sentirse identificados. Posteriormente, los investigadores analizaron el consumo de cada tipo de comida, para comprobar si los mensajes habían podido influir en la toma de decisiones. Y al finalizar todo el estudio, estas fueron las conclusiones:

"Nuestra investigación sugiere que animar a los niños a comer alimentos saludables o neutrales, asignando un papel decisivo a alimentos, puede ser contraproducente. Es más efectivo hacer

hincapié en los beneficios del sabor, en el supuesto de que sean creíbles, o incluso no mencionar los beneficios en absoluto (...) la simple colocación de verduras en bandejas de almuerzo escolar, sin ningún tipo de mensajes, promueve un mayor consumo de verduras."

Es decir, que decirles a los niños que los vegetales eran buenos para su salud no sirvió para que los comieran en mayor cantidad, más bien al contrario. Al parecer, según dedujeron los expertos, los niños pequeños asocian los mensajes relacionados con la salud a un peor sabor. Y en el momento de tomar las decisiones ellos se guiaban prioritariamente por su sentido del gusto y por las expectativas en este sentido que les generaba el alimento, considerando que saludable era sinónimo de menos rico.

¿Y si les hablamos de su peso y de los riesgos de sobrepeso en el futuro? Pues tampoco. Los niños, sobre todo los más pequeños, no son capaces de interiorizar el riesgo a largo plazo. Como he dicho, los estudios han mostrado que sus decisiones a la hora de comer se basan sobre todo en las expectativas de sabor, la diversión y el mundo de fantasía asociado:

- *Determinants of sugar-sweetened beverage consumption in young children: a systematic review (2015)*

- *Influence of food companies' brand mascots and entertainment companies' cartoon media characters on children's diet and health: a systematic review and research needs (2015)*

- *Factors influencing food choices of adolescents: findings from focus-group discussions with adolescents (1999)*

Si el niño ya sufre sobrepeso, hablarle de ello es posible que tampoco ayude. De hecho, podría ser hasta contraproducente, generándole ansiedad y pudiendo afectar a su autoestima en el futuro:

- *Can it be harmful for parents to talk to their child about their weight? A meta-analysis (2016)*

- *"Don't eat so much:" how parent comments relate to female weight satisfaction (2016)*

¿Y si buscamos más ideas intentando aprender de la industria alimentaria? ¡Ellos son verdaderos expertos en hacer cosas que funcionan!

Desde un punto de vista global, los vendedores de alimentos utilizan principalmente dos grandes mecanismos para convencer a los niños a que pidan y consuman sus productos (normalmente poco saludables, como confirman diversos estudios): Un sabor placentero y una enorme disponibilidad. Así que tendríamos que hacer lo mismo para los productos saludables. Por un lado prepararlos de forma sabrosa. Y por otro, como concluyen revisiones como "*A Systematic Review of Methods for Increasing Vegetable Consumption in Early Childhood*" (2017) ponerlos siempre a su disposición, una y otra vez; tener paciencia, dejando que el apetito haga su trabajo (sin obligarles a comer). Respecto a los alimentos poco saludables, haremos lo contrario: minimizar su disponibilidad, no teniéndolos en casa.

Pero hay algo más que también los padres deberíamos tener muy en cuenta. Lo podemos deducir del estudio "*It doesn't matter what they say, it matters how they behave: Parental influences and changes in body mass among overweight and obese adolescents*" (2016), en el cual los expertos analizaron la relación entre el peso corporal de los adolescentes y los comportamientos de los progenitores. Sus autores concluyeron que la asociación era clara entre el peso y lo que los padres hacían respecto a la alimentación y a la actividad física, pero no respecto a lo que los padres decían. Es decir, también al comer el dar ejemplo es importante.

En resumen, para promover una alimentación saludable con nuestros hijos deberíamos hacer sobre todo cuatro cosas:

1. Poner alimentos saludables a su disposición, sin intentar "vendérselos".

2. Preparárselos apetecibles (y mejor si nos ayudan a prepararlos).

3. Dar ejemplo y comerlos también nosotros.

4. Alejarles de los no saludables (y de su información).

¿Y Cuáles serían los alimentos saludables que debo poner a disposición de mis hijos?

Estos son los que deberíamos priorizar de forma especial (mejor si los cocinamos utilizando técnicas tradicionales y grasas saludables):

- Hortalizas, verduras y frutas.

- Pescado y carne frescos, huevos.

- Legumbres y frutos secos.

- Lácteos sencillos y enteros.

- Alimentos integrales.

Insisto: sobre todo se trata de poner estos alimentos a su disposición, teniéndolos en casa y sirviéndolos en las comidas. Estos son algunos estudios que lo confirman:

- *Fruit and vegetable availability enables adolescent consumption that exceeds national average (2010)*

- *Associations between parental report of the home food environment and adolescent intakes of fruits, vegetables and dairy foods (2005)*

- *Influences on adolescent eating patterns: the importance of family meals (2003)*

- *Correlates of fruit and vegetable intake among adolescents: Findings from Project EAT(2003)*

Respecto a cuándo hay que empezar, según el estudio "*Mid-childhood fruit and vegetable consumption: The roles of early liking, early consumption, and maternal consumption*" (2016) un consumo temprano de vegetales y frutas es un gran predictor del consumo de adulto. Así que, tras la lactancia, no parece mala idea empezar a a comerlos cuanto antes.

¿Y cuáles serían los alimentos menos saludables y que habría que evitar?

Una lista básica podría ser esta:

- Bollería y galletas.

- Refrescos y bebidas azucaradas.

- Carne procesada, salchichas, fiambre.

- Cereales de desayuno para niños.

- Pan blanco.

- Chuches y dulces.

Quisiera aclarar una cosa, respecto a las prioridades. Es probable que los alimentos más peligrosos sean diferentes a los que usted esté pensando, ya que no sólo es importante considerar su composición y naturaleza, sino también su frecuencia de consumo, en función de costumbres y hábitos. Por eso las chucherías y dulces no suelen tener una relevancia significativa en el sobrepeso, ya que se suelen consumir solo de vez en cuando, como se explica en estos estudios:.

- *Confectionery consumption and overweight, obesity, and related outcomes in children and adolescents: a systematic review and meta-analysis*" (2016)

- *Association of candy consumption with body weight measures, other health risk factors for cardiovascular disease, and diet quality in US children and adolescents: NHANES 1999 2004" (2011)*

En el caso de España, podemos hacernos una idea de qué productos poco saludables son los que más calorías aportan a la dieta de nuestros hijos leyendo el estudio "*Macronutrient Distribution and Dietary Sources in the Spanish Population: Findings from the ANIBES Study*" (2016). Las galletas y bollería, el fiambre y la carne procesada, los refrescos y el pan blanco tienen una presencia especialmente importante, así que es sobre estos alimentos donde deberemos actuar prioritariamente, sustituyéndolos por opciones más saludables.

Otra regla bastante útil es recordar que la mayor parte de los alimentos específicamente dirigidos a los más pequeños son poco recomendables. Es lo que concluyeron los autores del estudio "*Sodium, sugar, and fat content of complementary infant and toddler foods sold in the United States*" (2017), en el que observaron que mientras que en los alimentos para bebés los fabricantes se inclinaban por no añadir componentes innecesarios como azúcares, sal o grasas, en los productos dirigidos a niños a partir de una año las cosas cambiaban ostensiblemente…a peor. Y de no añadir nada se pasaba a añadir en exceso..

Vamos, que cuanto menos alimentos procesados incluyamos en su dieta, mejor. Y los productos frescos son siempre la mejor opción.

También hay que vigilar lo que los niños comen por su cuenta, principalmente comida no saludable (snacks y refrescos). En estas situaciones también es importante la influencia de los amigos.

- *Children's snack consumption: role of parents, peers and child snack-purchasing behaviour. Results from the INPACT study, (2015)*

- *The relationship between adolescents' and their friends' eating behaviors - breakfast, fruit, vegetable, whole grain, and dairy intake (2012)*

Bien, considetrando todas estas reglas básicas, ¿hay trucos o tácticas que se podrían utilizar para que coman más alimentos saludables y reduzcan los poco saludables? Algunos estudios pueden darnos ideas sobre posibles estrategias y buenas prácticas que podríamos probar:

1. Sabor: Como ya hemos dicho, una directriz fundamental es conseguir que les resulten sabrosos, así que conviene trabajar por reducir el rechazo, probando diferentes formas de cocinarlos. Para que, sin dejar de ser saludables, también resulten gustosos.

- *Decreasing food fussiness in children with obesity leads to greater weight loss in family-based treatment (2016)*

- *Eat your veggies: A chef-prepared, family style school lunch increases vegetable liking and consumption in elementary school students, (2016)*

2. Facilidad: Tampoco es mala idea presentarlos de forma que se facilite su ingesta - como por ejemplo cortando o partiendo la fruta - ya que es probable que así se coman en más cantidad.

- *"Pre-Sliced Fruit in School Cafeterias" (2013)*

3. Participación: Involucrar a los niños en la compra y preparación de los mismos.

- *Associations between Japanese schoolchildren's involvement in at-home meal preparation, their food intakes, and cooking skills (2016)*

- *Involving children in meal preparation. Effects on food intake (2014)*

- *The impact of cooking classes on food-related preferences, attitudes, and behaviors of school-aged children: a systematic review of the evidence, 2003-2014 (2014)*

- *Cooking with Kids positively affects fourth graders' vegetable preferences and attitudes and self-efficacy for food and cooking (2014)*

- *Family life in grocery stores – a study of interaction between adults and children, (2004)*

Pero tenga cuidado, si la compra no se va a hacer en establecimientos en los que se venden solo productos frescos y saludables, como por ejemplo fruterías, pescaderías o carnicerías, sino en un gran supermercado en el que se venden productos no saludables, no conviene que nos acompañen. Ellos estarán muy sesgados por el marketing alimentario que hayan podido recibir y acabarán influyendo en las mala decisiones de compra, de forma mucho más importante de lo que podemos imaginar.

- *Family purchase decision making: exploring child influence behaviour (2007)*

- *The influence of children on parental purchases during supermarket shopping (2004).*

4. Identificación: Otra de las técnicas más utilizadas por la industria (aunque se prohíba explícitamente y en reiteradas ocasiones en el código voluntario de autocontrol PAOS), es la utilización de personajes famosos y conocidos, especialmente admirados por los niños, para destacar las supuestas virtudes de los productos. En el estudio "*What would Batman eat?: priming children to make healthier fast food choices*" (2012) los investigadores intentaron hacer lo mismo, pero con los alimentos más saludables. Y comprobaron que cuando a los niños (de 6 a 12 años) se les planteaba la pregunta ¿tú qué crees que comería Batman?, habiendo identificado y caracterizado previamente dicho personaje como admirable, los niños respondían a favor del alimento más saludable. Y posteriormente tendían a comer más cantidad de ese alimento.

Así que pueden probar a utilizar este pequeño truco de vez en cuando. Quizás les sea útil para reforzar su interés por algunos alimentos por los que no sientan demasiada afinidad.

En el caso de los adolescentes se pueden utilizar argumentos que apelen a la rebeldía para intentar posicionarlos contra alimentos poco saludables. Como por ejemplo "*las grandes empresas alimentarias te quieren manipular para que comas sus productos*".

- *Harnessing adolescent values to motivate healthier eating, (2016)*

5. Divertido: Se puede intentar con técnicas de marketing habituales, aplicadas a alimentos saludables. Por ejemplo, para aumentar su afinidad por ellos puede involucrar a los niños en inventarse y utilizar nombres divertidos y atractivos con las verduras (*guisantes rebotantes, zanahorias rayos-X,...*)

- *Attractive names sustain increased vegetable intake in schools (2012)*

- *Marketing vegetables in elementary school cafeterias to increase uptake (2016)*

6. Como acompañamiento: No hace falta que los vegetales siempre sean un plato principal. Una forma de acostumbrarse a su presencia y a su ingesta es ponerlos de acompañamiento, ya que así también se consigue una mayor valoración del plato y del resto de alimentos.

- *How vegetables make the meal: their hedonic and heroic impact on perceptions of the meal and of the preparer, (2012)*

Pero ¿y si de cualquier forma no quieren comer cosas saludables? ¿No es mejor que coma algo, aunque no sea muy sano, a que no coma nada?

Conviene que los niños hagan las comidas principales habituales, pero a un niño normal no le pasa nada grave ni disminuye significativamente su rendimiento por no comer en alguna ocasión puntual. Ni tampoco por no desayunar ciertos alimentos que se venden como ricos en energía (aunque los vendedores de productos ultraprocesados quieran convencernos de lo contrario).

- *The Effects of Breakfast and Breakfast Composition on Cognition in Children and Adolescents: A Systematic Review (2016)*

- *The effect of breakfast composition and energy contribution on cognitive and academic performance: a systematic review (2014)*

Si nos mantenemos firmes, el apetito hará su labor y el niño acabará comiendo los alimentos que tenga disponibles, aunque no sean los que más le gustan. Pero no hay que obligarle, ni siquiera a comer todo lo servido en el plato, ya que no hay evidencias de que eso sea especialmente saludable ni acertado para los niños. Ni tampoco para los adultos.

- *The clean plate club: about 92% of self-served food is eaten (2014)*

- *Adults only: why don't children belong to the clean-plate club? (2015)*

Para terminar, ¿es cierto que la publicidad alimentaria es tan influyente? Pues sí, sin ninguna duda, las empresas miden muy bien la eficacia de sus inversiones e intentan no despilfarra su dinero. A continuación enumero cuatro razones - y unos cuantos estudios - por las que hay que alejarse del marketing alimentario y la publicidad.

1. Productos insanos: Casi en su totalidad es sobre productos poco saludables.

- *"Food Marketing Targeting Youth and Families: What Do We Know about Stores Where Moms Actually Shop?, (2014)*

- *Marketing foods to children: a comparison of nutrient content between children's and non-children's products. (2013)*

- *Marketing cereal to children: content analysis of messages on children's and adults' cereal packages (2014)*

2. Está pensada y planificada y utiliza técnicas sofisticadas para convencer.

- *"I saw Santa drinking soda!" Advertising and children's food preferences (2014),*

- *A systematic review of persuasive marketing techniques to promote food to children on television (2014)*

3. Convence poderosamente a los niños.

- *Child-targeted TV advertising and preschoolers' consumption of high-sugar breakfast cereals (2016)*

- *Influence of unhealthy food and beverage marketing on children's dietary intake and preference: a systematic review and meta-analysis of randomized trials (2016)*

- *Branding and a child's brain: an fMRI study of neural responses to logos (2014)*

- *Beyond Food Promotion: A Systematic Review on the Influence of the Food Industry on Obesity-Related Dietary Behaviour among Children (2015)*

4. Influye también en los padres.

- *Children's Food and Beverage Promotion on Television to Parents (2015)*

- *The effects of food advertising and cognitive load on food choices (2014)*

Bien, yo creo que todas estas conclusiones de estudios pueden ser un buen punto de partida para para pensar y probar nuevas ideas basadas en la ciencia y dirigidas a educar y alimentar mejor a sus hijos, ¿no cree?

¡Ánimo!

¿Pueden los niños sufrir adicción a la comida?

Hemos hablado del concepto de adicción a la comida, un enfoque que propone la existencia de paralelismos entre el abuso de sustancias como el tabaco o el alcohol y la ingesta excesiva de ciertos alimentos. Como hemos visto, según algunos expertos hay indicios bastante sólidos e incluso pruebas relevantes para aceptar que algunos alimentos y hábitos alimentarios pueden estar detrás del desajuste del circuito de recompensa de nuestro cerebro, de forma similar a lo que ocurre con las sustancias consideradas como adictivas o con comportamientos que pueden llegar a ser compulsivos como el juego. Con sus peculiaridades y especificidades, pero con puntos en común que podrían ser un interesante y útil punto de partida para diseñar nuevas terapias y tratamientos para la lucha contra la obesidad.

Poco a poco se van consolidando algunas metodologías desarrolladas en torno a esta perspectiva, que ayudan a seguir pensando en su plausibilidad. Una de las más populares, que también hemos conocido en sus diferentes versiones, es el cuestionario YFAS (Yale Food Adiction Scale), probablemente la herramienta más utilizada en el tema de la adicción a la comida. Y aunque se ha utilizado bastante en estudios entre adultos, resulta que prácticamente no existen investigaciones sobre este tema entre los más pequeños, a pesar de que están siendo víctimas preferentes de la epidemia de la obesidad. Y aunque existe una versión del cuestionario específica para niños.

De cualquier forma, vamos a conocer los resultados de estos pocos estudios, para saber si llegan a conclusiones similares a las de los adultos..

Uno de ellos fue realizado por psiquiatras alemanes, *"Food addiction in overweight and obese adolescents seeking weight-loss treatment"* (2015) y fue liderado por Adrian Meule, un experto que lleva años publicando sobre el tema. Su equipo analizó los siguientes aspectos en un grupo de 50 adolescentes que sufría sobrepeso y obesidad utilizando diversas herramientas especializadas: Grado de adicción, deseo intenso por alimentos, presencia de trastornos alimentarios, impulsividad y depresión. Y encontraron que algo más de un tercio de los niños (38%) presentaban un diagnóstico positivo de adicción a la comida, según la escala YFAS. Este colectivo además presentaba mayor preocupación por el peso y la comida y mayor impulsividad, y además sus integrantes reportaron más cantidad de días con alimentación compulsiva o atracones, más experiencias de deseo intenso de alimentos y más síntomas de depresión.

Los autores lo resumieron así:

"(...) se ha comprobado que la conducta alimentaria de tipo adictivo ya se produce en los adolescentes y que un subconjunto importante de adolescentes con sobrepeso que buscan tratamiento reciben un diagnóstico positivo con YFAS. Estos pueden diferenciarse de sus equivalentes "no adictos" por una patología y psicopatología de elevada ingesta, así como por resultados elevados en aspectos específicos de impulsividad (...)".

Otro estudio sobre adicción a la comida en niños se publicó en 2014, *"A new insight into food addiction in childhood obesity"*. Fue realizado por expertos turcos, con un grupo de 100 niños y adolescentes de entre 10 y 18 años y con sobrepeso. También se utilizó el cuestionario YFAS y en este caso la prevalencia de adictos a la comida fue mayor, ya que se estimó en un 71%.

En concreto, los autores concluyeron lo siguiente:

"Este estudio muestra que la tasa de adicción a la comida entre los niños obesos y adolescentes es alta. Sin embargo, se necesitan estudios controlados a gran escala antes concluir definitivamente que la adicción a la comida es una de las causas principales de la obesidad. Creemos que nuevos estudios sobre la adicción a la comida darán luz a la patogénesis de la obesidad y ofrecerán nuevas perspectivas sobre su tratamiento."

De este estudio también cabe destacar otro tema que se investigó y que resulta especialmente interesante; los expertos aprovecharon para preguntar por los alimentos que más deseos provocaron entre los niños, obteniendo este *top 5*:

1. Chocolate (70%)
2. Helado (58%),
3. Bebidas azucaradas (59%)
4. Patatas fritas (57%)
5. Pan blanco (55%)

Todos ellos tradicionalmente omnipresentes en este tipo de problemas, como ya hemos visto en páginas anteriores.

Más recientemente, en 2017, se publicó una tercera investigación sobre el tema, *"The association of addictive-like eating with food intake in children"*. Los investigadores estudiaron en un grupo de 70 niños la relación entre los síntomas de la adicción a la comida según la escala IFAS y la ingesta calórica. Y encontraron una clara relación entre ambos en el caso de los niños más pequeños (pero no de los mayores), que era más estrecha que la existente entre las calorías ingeridas y el índice de masa corporal.

Por lo tanto, considerando estas tres primeras investigaciones, podríamos deducir que los comportamientos asociados a la adicción a ciertos alimentos parecen ser algo bastante habitual no solo entre adultos, sino también entre los niños y adolescentes. Teniendo en cuenta que en estudios y revisiones recientes la prevalencia de este fenómeno entre adultos con sobrepeso es cercana al 20 % (como por ejemplo en "*The Prevalence of Food Addiction as Assessed by the Yale Food Addiction Scale: A Systematic Review*" y "*Food-addiction scale measurement in 2 cohorts of middle-aged and older women*"), tal vez, lamentablemente, entre los más pequeños se dé aún con más frecuencia.

Insisto en que la investigación es muy escasa, así que habrá que seguir esperando para ver lo que ocurre en futuros trabajos.

CUERPO Y EJERCICIO

¿Existe la adicción al ejercicio?

Hoy en día es fácil leer sobre adicciones a todo tipo de cosas, que van mucho más allá de las sustancias como el tabaco o el alcohol. El sexo, el móvil, los videojuegos, las redes sociales... En este libro ya hemos hablado también varias veces sobre la adicción a la comida y de la controversia que existe en torno a este concepto. Es sencillo caer en el sensacionalismo y afirmar sin rigor que tal o cual cuestión "es adictiva", pero hay ámbitos en los que realmente existe investigación seria y que nos hace pensar que esta perspectiva podría tener utilidad clínica a la hora de desarrollar posibles tratamientos.

En 2017 se publicó en la revista British Medical Journal (BMJ) un artículo sobre otra posible adicción de la que también se habla, la adicción al ejercicio. El trabajo, *"Addiction to exercise"* (2017), era un texto dirigido a profesionales sanitarios y que se incluyó en la sección de práctica clínica de la revista, ya que aportaba unas cuantas explicaciones básicas sobre el tema. E incluso alguna herramienta para su diagnóstico.

Dado que es didáctico y claro, creo que puede ser una buena forma de conocer el "estado de la ciencia" de la adicción al ejercicio, así que a continuación puede leerlo traducido:

"El ejercicio tiene numerosos beneficios para la salud y generalmente se considera un comportamiento positivo, por lo que los pacientes y los médicos pueden pasar por alto el riesgo del ejercicio excesivo y la adicción.

Este artículo explora cómo los profesionales de la salud pueden reconocer y comprender los riesgos de la adicción primaria al ejercicio. (...)

Las personas con adicción al ejercicio experimentan pérdida de control, de forma que lo practican en exceso y se convierte en una obligación. Aunque la adicción al ejercicio no está clasificada oficialmente como un trastorno de salud mental, se caracteriza por efectos negativos similares a los de otras adicciones en la salud emocional y social. La adicción primaria al ejercicio es distinta a la práctica excesiva del ejercicio que se da en personas con trastornos alimentarios (también conocida como adicción secundaria al ejercicio), en las que el ejercicio es un medio para controlar el peso.

No existen estimaciones de prevalencia de la adicción al ejercicio entre la población general. Debido a la falta de investigación rigurosa, los criterios diagnósticos no están bien definidos ni validados. Algunos estudios observacionales muestran que los síntomas están presentes en el 0,3-0,5% de la población general y en el 1,9-3,2% de los que practican ejercicio regularmente.

Los estudios basados en cuestionarios identifican varios factores de riesgo. Se ha observado una relación positiva con otras adicciones conductuales, como la adicción a las compras y la adicción a internet. Las personas que se identifican como practicantes de ejercicio y tienen baja autoestima presentan mayor riesgo. Los individuos con tendencias a sufrir ansiedad, impulsividad y extroversión tienen también un mayor riesgo.

Tanto los hombres como las mujeres presentan riesgos, pero en los hombres es más a menudo hacia la adicción primaria al ejercicio y en las mujeres hacia la adicción secundaria. Los estudios revelan que el riesgo de adicción al ejercicio varía según el tipo de actividad física, con una incidencia que llega hasta el 25% en corredores y el 30% en triatletas.

Las personas que practican grandes cantidades de ejercicio pueden reportar lesiones por exceso (como fracturas y tendinopatías), anemia, amenorrea u otros síntomas de disfunción endocrina, metabólica o inmune. Se pueden reportar indicadores de sobreentrenamiento, como disminuciones inexplicables en el rendimiento, fatiga persistente y trastornos del sueño.

Los pacientes pueden continuar entrenando a pesar de sufrir una lesión o enfermedad y renunciar a ejercer sus obligaciones sociales, profesionales y familiares. Pueden mostrar síntomas de abstinencia cuando se altera o interrumpe su horario de ejercicio, tales como incapacidad para dormir y concentrarse, inquietud, ansiedad, tristeza o irritabilidad. Los síntomas pueden exacerbarse cuando se pide a los pacientes que limiten o se abstengan de hacer ejercicio (como durante la recuperación de una lesión).

La adicción al ejercicio no debe confundirse con un alto nivel de compromiso con una actividad física o un hábito saludable. Las lesiones por exceso y el sobreentrenamiento ocurren regularmente en atletas ambiciosos pero no adictos, en los que el deseo intrínseco de hacer ejercicio está bajo control y no provoca trastornos emocionales, sociales u ocupacionales.

El diagnóstico se basa en el juicio clínico. Para ayudar, los médicos pueden examinar a los pacientes para entender los factores motivadores detrás de su régimen de entrenamiento, su conexión emocional con el ejercicio y cómo influye en otros aspectos de su vida. (...)

Si el paciente es reacio a dejar de hacer ejercicio, demuestra frustración e irritabilidad cuando se le aconseja reducirlo, lo practica en el camino del trabajo o entre las relaciones personales, o si revela haber intentado reducir el ejercicio, pero ha fallado en repetidas ocasiones, es probable que exista adicción al ejercicio.

Existen herramientas validadas para evaluar el riesgo de adicción al ejercicio y la gravedad de los síntomas. Estas escalas son para cribado, más que para diagnóstico. Por ejemplo, el Inventario de Adicción al Ejercicio es una breve herramienta de seis ítems que evalúa la importancia, la modificación del estado de ánimo, la tolerancia, los síntomas de abstinencia, los conflictos y la recaída.

Estos serían los ítems:

1. El ejercicio es la cosa más importante de mi vida .

2. Han surgido conflictos con mi pareja y/o familia relacionados con la cantidad de ejercicio que realizo.

3. Uso el ejercicio como una forma de cambiar mi estado de ánimo.

4. Con el tiempo he aumentado la cantidad de ejercicio que hago en cada sesión.

5. Si tengo que faltar a una sesión de ejercicio físico, me siento de mal humor e irritable.

6. Si reduzco la cantidad de ejercicio que hago y después comienzo de nuevo, siempre termino haciendo tanto ejercicio como hacía antes.

Puntuación: 1 = muy en desacuerdo; 2 = en desacuerdo; 3 = ni de acuerdo ni en desacuerdo; 4 = de acuerdo; 5 = totalmente de acuerdo

Evaluación:

≥24 (de 30)= la persona está riesgo de adicción al ejercicio y debe ser dirigida a un especialista apropiado

13-23 = persona potencialmente sintomática

0-12 = persona asintomática

La literatura sobre el tratamiento de la adicción al ejercicio es escasa. Como con la mayoría de las adicciones conductuales, se recomiendan la terapia cognitivo-conductual y la terapia dialéctico-conductual para reestructurar las creencias sobre el ejercicio y para gestionar trastornos del estado de ánimo. El objetivo de la terapia no es evitar que el paciente deje de entrenar, sino ayudarle a reconocer el comportamiento adictivo y a reducir la rigidez de la rutina del ejercicio. La identificación temprana puede permitir una gestión antes de que el ejercicio compulsivo conduzca a un trastorno alimentario o a patologías físicas asociadas con el ejercicio excesivo, tales como lesiones, disritmias y fibrosis miocárdica u osteoporosis. (...)

Además de informar al paciente sobre los riesgos, se puede comentar la cantidad adecuada de ejercicio relacionada con beneficios en la salud, basándose en las directrices establecidas por las entidades oficiales correspondientes.

Puede trabajar con el paciente para establecer objetivos metas "SMART" (específicas, mesurables, realizables, enfocadas en los resultados y oportunas) para el ejercicio diario. Aunque los objetivos en la adicción al ejercicio han sido poco estudiados, los objetivos SMART pueden funcionar como parte de un plan personalizado con la colaboración entre el proveedor de atención médica y el paciente, con visitas de seguimiento para hacer seguimiento del progreso. Además, los pacientes pueden encontrar beneficioso trabajar con profesionales de la actividad física y psicoterapeutas para diseñar un régimen de entrenamiento apropiado y volver a aprender a basarse en las sensaciones internas, como el dolor y la fatiga, para diferenciar entre entrenamiento adecuado versus excesivo y motivadores saludables versus insalubres, como la comparación con otros.

Para los atletas de competición, conozca las demandas físicas y los volúmenes de entrenamiento altos requeridos para el éxito en el deporte, pero explique cómo la fatiga por ejercicio excesivo conduce a una reducción del rendimiento. Puede hablar de la situación con su coach y el personal relacionado (tales como entrenadores y fisioterapeutas) de modo que estas personas puedan jugar un papel activo a la hora de apoyarles a regular su régimen de ejercicio.

Puede recurrir a un traumatólogo u ortopedista si un paciente presenta lesiones por exceso de ejercicio o involucrar a un dietista si el paciente está preocupado por su peso. Considere remitir a un psicólogo, psiquiatra o trabajador social entrenado en el manejo de pacientes con adicciones conductuales si se observan trastornos emocionales e interpersonales."

Lo dicho, un buen resumen, ¿no cree?

¿El deporte de élite alarga o acorta a vida?

En el ámbito del deporte de élite hay algunas cuestiones que despiertan mi curiosidad. Machacándose como se machacan quienes lo practican, esforzándose como se esfuerzan, llegando en muchas ocasiones al límite, ¿su salud puede verse comprometida? ¿Tanto ejercicio puede resultar contraproducente? ¿Y hay diferencias en este sentido entre las especialidades deportivas?

Para responder a estas cuestiones, yendo al grano y sin indicadores intermedios, lo mejor es basarse en estudios sobre la mortalidad de este colectivo. Considerando que el estudio de esto requiere de muchos años y que la diversidad deportiva es amplia, resultaría prácticamente imposible hacer algún ensayo, por lo que tenemos que conformarnos con trabajos observacionales y recordar en todo momento las limitaciones que tienen a la hora de deducir causalidad.

Por ejemplo, una revisión sistemática sobre la diferencia de la mortalidad comparada con la de la población en general es "*Do Elite Athletes Live Longer? A Systematic Review of Mortality and Longevity in Elite Athletes*" (2015). Sus autores, tras seleccionar y revisar la literatura existente, encontraron que, en general, los deportistas de élite presentan una mayor esperanza de vida. En particular, las especialidades de béisbol, fútbol americano, ciclismo y baloncesto mostraban los mayores beneficios, entre 4 y 8 años más. En el otro extremo también se toparon con alguna excepción, como la de los levantadores de peso finlandeses, que tenían menos esperanza de vida que sus compatriotas no deportistas.

Otro estudio más específico y sobre cuestiones más concretas fue "*Differences in life expectancy between olympic high jumpers, discus throwers, marathon and 100 meter runners*" (2017), una investigación en la que se comparó la mortalidad de deportistas de las siguientes especialidades: Salto de altura, lanzamiento de disco, maratón y 100 metros lisos. Tras los pertinentes ajustes, estas fueron las conclusiones de los autores:

"*(...) nuestro estudio demostró diferencias en la supervivencia por tipo de atleta. Los saltadores olímpicos y los corredores de maratón viven más tiempo que los velocistas. Esta diferencia se explica en parte por las diferencias corporales, ya que los atletas más pesados presentan peores resultados que los atletas más ligeros. Controlando el peso, se redujo el beneficio de supervivencia entre los saltadores de altura respecto a los lanzadores de disco, pero tuvo poco efecto en el beneficio de supervivencia de los corredores de maratón vs. velocistas.*"

Unos años antes ya habíamos podido conocer otro amplio estudio sobre el mismo tema, "*Survival of the fittest: retrospective cohort study ofthe longevity of Olympic medallists in the modern era*" (2015 y 2012). En este caso los autores recopilaron los datos de más de 15.000 medallistas olímpicos durante diferentes periodos, que abarcaron en total más de un siglo, y analizaron su supervivencia respecto al resto de la población, las posibles diferencias entre el nivel de destreza (en base al tipo de medalla conseguida) y entre la tipología del deporte practicado (resistencia, mixto o fuerza).

Estos fueron los resultados de supervivencia respecto a la población en general (valor 1.0), representada en función de los años desde la consecución de la primera medalla:

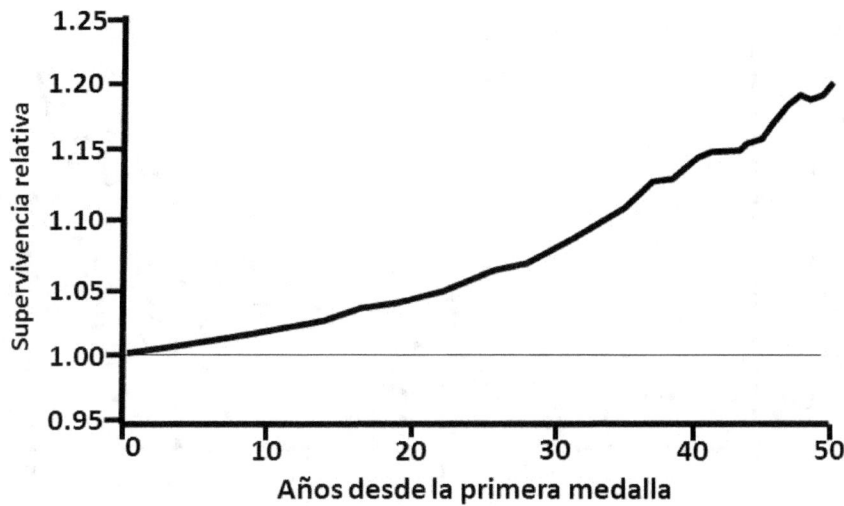

En el texto del estudio los autores especificaron que los deportistas presentaron una supervivencia de casi 3 años mayor.

En el análisis en función del tipo de medallas conseguidas también se apreció la ventaja respecto a la población en general, pero sin diferencias en función al tipo de medalla.

Y en lo que respecta a la tipología del deporte, los medallistas de pruebas de resistencia (*endurance*) o mixtas obtuvieron mejores resultados que los de pruebas de fuerza (*power*).

Los autores resumieron así sus conclusiones:

"El análisis por tipo de medalla ganada mostró esperanzas de vida similares para medallistas de oro, plata y bronce. A los 30 años tras la primera medalla, los medallistas en los deportes de resistencia y deportes mixtos tuvieron una mayor esperanza de vida en comparación con la población general y con los deportes de fuerza (...) "

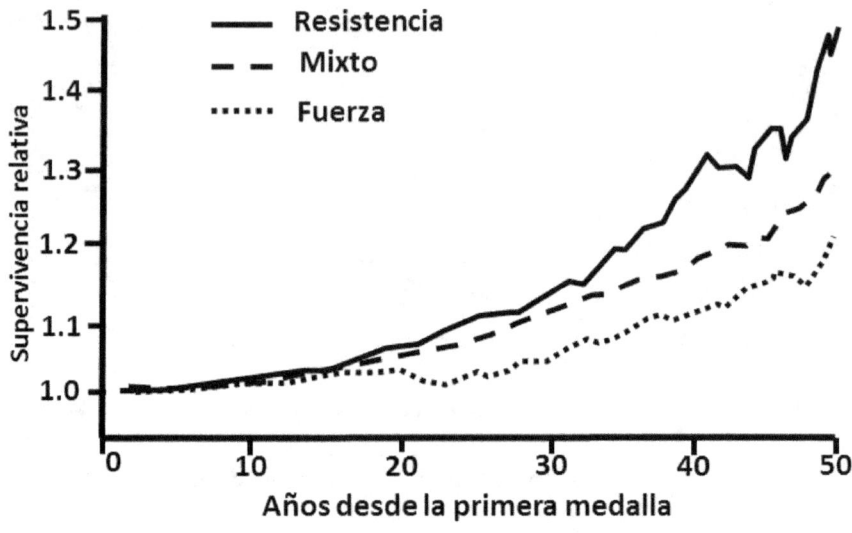

Hay otros trabajos que han profundizado en diferentes agrupaciones y segmentaciones. Por ejemplo, en el artículo *"Disease-specific mortality among elite athletes"* publicado en JAMA en 2001 se estudiaron las diferencias de riesgo de nuevo entre los tres tipos de deportistas (resistencia, mixto y fuerza), en función de las causas de fallecimiento, para analizar si ciertos deportes podrían ser más o menos beneficiosos para ciertas enfermedades. De nuevo la reducción de riesgo fue significativa para todas las especialidades y enfermedades (coronaria, hipertensión, pulmonar y cáncer), pero sobre todo para el cáncer y enfermedades pulmonares (debido a que los deportistas fuman mucho menos). Y con mejores resultados globales para los deportistas de resistencia y mixtos, comparados con los modestos e incluso nulos en medallistas de especialidades de fuerza para el caso de muerte por enfermedades coronarias o hipertensión.

Respecto a las posibles diferencias entre hombres y mujeres, en 2013 se publicó *"Survival estimates for elite male and female Olympic athletes and tennis championship competitors"*. (2013), analizando datos del periodo 1900-2008. Sus autores redactaron lo siguiente en sus conclusiones:

"Encontramos una mayor longevidad entre los atletas femeninos ganadores de medallas olímpicas respecto a los atletas masculinos (...). "

En definitiva, parece claro que los deportistas de élite viven más y que quienes practican los deportes de resistencia y mixtos son los que se ven más beneficiados, comparados con los de deportes de fuerza. Y no hay evidencias de diferencias en lo que respecta a su nivel o destreza, medido en función del número y prestigio de las medallas obtenidas.

Si le apetece profundizar por su cuenta en el tema, hay alguna investigación más, pero los resultados son bastante similares:

- *Increased life expectancy of world class male athletes (1991)*

- *Mortality of top athletes, actors and clergy in Poland: 1924– 2000 follow-up study of the long term effect of physical activity (2008)*

- *Life expectancy in Italian track and field athletes (1990)*

El peso corporal parece tener una influencia importante en todos estos resultados (más peso, menor supervivencia), pero de cualquier forma – todos los investigadores lo recalcan en sus trabajos – hay una elevada posibilidad de interferencia de variables de confusión. Los deportistas suelen tener hábitos más saludables que el resto de la población, sobre todo fuman menos y comen mejor. También es especialmente relevante el nivel socioeconómico, que está sobradamente demostrado que se asocia a mejores resultados de salud por razones obvias. Y bastantes deportistas de élite tienen la oportunidad de mejorar su estatus gracias al deporte de élite.

Algo más, casi una curiosidad: ¿sabían que hay un tema estrechamente relacionado con la salud, con el que este colectivo tiene problemas importantes? Me refiero al sueño y, por lo que se encontró en la revisión sistemática *"Does Elite Sport Degrade Sleep Quality? A Systematic Review"* (2017), el descanso nocturno no parece ser uno de sus puntos fuertes, más bien al contrario. Los autores concluyeron que estos atletas *"muestran una alta prevalencia general de síntomas de insomnio, caracterizados por latencias de sueño más largas, mayor fragmentación del sueño, sueño no reparador y fatiga diurna excesiva, con marcadas diferencias entre deportes"*, aunque también puntualizaron que las diferencias entre los sujetos estudiados podían ser muy amplias, desde presentar serios problemas hasta no verse afectados en absoluto. Las razones más citadas por los afectados para explicar estos problemas fueron la necesidad de entrenar, los viajes y las competiciones. Y es probable que exista una importante influencia de la capacidad de generar estrés que pueda tener cada deporte concreto, destacando negativamente aquellos que se practican de forma individual (la responsabilidad en solitario es más responsabilidad) y los asociados a la valoración de un jurado.

¿Los alimentos de bajo índice glucémico mejoran la resistencia al hacer ejercicio?

Hay un tema que suele preocupar mucho a los deportistas: el aumento del rendimiento. Las propuestas y recomendaciones al respecto son casi infinitas y no hay temporada que no venga acompañada de nuevas teorías y sugerencias. Pero lo cierto es que en la mayoría de las ocasiones no vienen acompañadas de pruebas rigurosas de efectividad y realmente no son más que modas, intentos de algunos para ganar visibilidad o estrategias para vender algún producto. Y, de la misma forma que llegan, se van.

Sin embargo, los planteamientos de algunas de estas propuestas han perdurado en el tiempo y tienen bastante lógica, por lo que merece la pena investigarlas con más detalle. Por ejemplo, desde hace años se viene oyendo que el comer alimentos de bajo índice glucémico (LGI) antes de hacer ejercicio de larga duración permite conseguir mayor resistencia que al ingerir alimentos de elevado índice glucémico (HGI), lo cual convertiría esta práctica en algo especialmente interesante para practicantes de maratones, triatlones y similares.

Aunque se han publicado algunos trabajos sobre el tema, tuvimos que esperar hasta 2016 para conocer la primera revisión sistemática. Vio la luz en la revista Sports Medicine con el título "*Effect of Glycemic Index of a Pre-exercise Meal on Endurance Exercise Performance: A Systematic Review and Meta-analysis*" (2016) y el grupo de expertos australiano que la realizó seleccionó 19 ensayos, de los cuales analizó detalladamente sus resultados.

Estas fueron las conclusiones incluidas en el apartado *key points* del documento original:

"El metanálisis no encontró mejoras significativas en la resistencia al hacer ejercicio tras ingerir previamente una comida de índice glucémico bajo (LGI), independientemente de la ingestión de carbohidratos (CHO) durante el ejercicio. Sin embargo, se observó un pequeño beneficio de rendimiento no significativo en todos los tipos de prueba de esfuerzo después de una comida de LGI cuando no se ingirieron carbohidratos durante el ejercicio.

El mantenimiento de la disponibilidad de carbohidratos (glucosa o glucógeno) es una de las principales razones por las que se propone una comida LGI previa al ejercicio para mejorar la resistencia. Como la mayoría de los atletas, si no todos, tienen acceso regular a carbohidratos durante los eventos competitivos, su ingesta puede reemplazar la necesidad de una comida LGI previa.

En situaciones de ejercicio prolongado donde el acceso a carbohidratos está restringido, limitado (por ejemplo, situaciones de rescate militar o en eventos de resistencia para atletas con una discapacidad donde el acceso a carbohidratos puede ser logísticamente difícil) o hay problemas de tolerancia (trastorno gastrointestinal), la comida LGI puede ser teóricamente útil."

Por lo tanto, según estos autores, la evidencia de los beneficios de una comida previa de LGI era bastante dudosa y fácilmente sustituible por la ingesta de carbohidratos durante la competición. E insistieron en que la evidencia y los estudios realizados eran bastante diversos en su diseño y metodología, por lo que no se podían sacar conclusiones demasiado fiables.

Pero tras esta revisión sistemática se publicó un metaanálisis, en esta ocasión en la revista Nutrition Reviews. Se trata de *"Effect of pre-*

exercise carbohydrate diets with high vs low glycemic index on exercise performance: a meta-analysis" (2017) y sus autores de nuevo compararon las diferencias en el rendimiento deportivo tras ingerir alimentos LGI y HGI, para lo que seleccionaron 15 estudios sobre el tema.

A continuación le incluyo unos extractos de documento original, del apartado de conclusiones:

"El principal hallazgo del presente metaanálisis es que, comparada con una comida HGI, una comida LGI con contenido similar en macronutrientes consumida antes del ejercicio parece mejorar el rendimiento del ejercicio posterior. (...).

Entre todos los ensayos incluidos, se utilizaron 3 protocolos de medición del desempeño, incluyendo medidas de tiempo, ejercicio hasta agotamiento y trabajo producido. Debido a la falta de consenso académico en el uso de estos métodos para medir el rendimiento del ejercicio, se realizó un análisis de subgrupos. Los resultados indicaron que no se observó ningún efecto beneficioso a una comida LGI cuando se usaron protocolos de medida de tiempo y trabajo producido. Sin embargo, cuando se utilizó el protocolo de ejercicio hasta el agotamiento, el desempeño del ejercicio después de una comida LGI fue superior al de una HGI. Este resultado debe interpretarse con precaución porque el análisis de subgrupos no mostró diferencias de grupo entre diferentes protocolos. (...)

Aunque se utilizaron criterios de inclusión rigurosos tales como cantidades similares de carbohidratos, contenido de macronutrientes y momento del consumo de las comidas, los resultados pueden haberse visto afectados otros factores potenciales de confusión, como la diferencia de sexo y el estado de entrenamiento de los participantes.

(...), se realizó otro análisis de subgrupos para examinar si el estado de entrenamiento afectó el resultado final. De los 15 artículos

elegibles, 6 utilizaron participantes recreativos y 9 evaluaron participantes con entrenamiento de resistencia. Los resultados no revelaron diferencias. Aunque varios estudios han reportado que el estado atlético puede ser un factor de confusión en la prueba de desempeño, los resultados no apoyan esta afirmación, al menos con respecto al efecto del consumo de LGI o HGI y el rendimiento del ejercicio posterior. (...)

Los mecanismos potenciales que subyacen al efecto beneficioso del consumo de una comida LGI en el rendimiento del ejercicio se han discutido ampliamente en revisiones previas. Un posible mecanismo es que el consumo de una comida LGI evita la hiperglucemia postprandial y la hiperinsulinemia, mantiene las concentraciones plasmáticas de glucosa y mantiene la disponibilidad de carbohidratos durante el ejercicio. Además, una comida LGI comparada con una comida HGI podría reducir la supresión de la oxidación de ácidos grasos y esto podría preservar el glucógeno muscular durante el ejercicio después del consumo de la comida de LGI.(...)

La resistencia durante el ejercicio después de una comida LGI es superior a la de una comida HGI, en particular al usar el protocolo de ejercicio hasta el agotamiento, aunque la evidencia es débil."

Parece que en este segundo metaanálisis los resultados fueron más favorables a las ventajas de una comida LGI para el ejercicio de larga duración, pero las pruebas seguían siendo bastante escasas y de pequeña magnitud.

En definitiva, una vez más, es difícil sacar conclusiones claras; podríamos decir que *"parece que algo hay, pero poco y sin demasiada seguridad"*.

Así que habrá que estar atentos a próximas investigaciones....

¿Las pulseras de actividad o deportivas sirven para adelgazar?

Hacer ejercicio es probablemente el mejor hábito que podemos tener para intentar mantener una buena salud, pero también hay evidencias de que no es la estrategia más eficaz y prioritaria a la hora de perder peso. Con eso no quiero decir que sea inútil, ni mucho menos, pero su valor para adelgazar se ha exagerado en muchas ocasiones, basándose sobre todo en la errónea y simplista idea de que no es más que una mera cuestión de gastar más calorías de las que se ingieren. Es decir, comer menos o moverse más. O ambos. Un enfoque muy extendido y arraigado, que también está sirviendo como argumento a los fabricantes de *gagdets* para intentar vendernos aparatos que pueden facilitarnos toda la información relacionada con la práctica del ejercicio, incluido el supuesto flujo de calorías. Y lo deben estar consiguiendo, porque las pulseras de actividad cada día están más de moda.

Como poco a poco han ido mejorado notablemente en su relación precio/prestaciones, podemos encontrar opciones interesantes por una cantidad muy asequible, que nos permitirán recoger y gestionar todo tipo de datos sobre nuestra actividad física (pasos, distancia, calorías gastadas, actividad cardíaca, descansos, etc.), con utilidades que nos ayudarán a monitorizarnos y planificarnos detalladamente y a ponernos objetivos y retos para ir progresando. Casi siempre acompañadas de un atractivo software para poder conectarlas a nuestro ordenador o teléfono móvil y así acceder con comodidad.

Pero, más allá de su atractivo diseño y de todas las promesas y parafernalia anexa, ¿son útiles estos dispositivos para promover el ejercicio? ¿Y realmente ayudan a perder peso, como sus fabricantes suelen afirmar?

El problema con estos aparatos es que las intervenciones en las que se incluyen suelen ir acompañadas de otras variables, junto con un plan completo de cambio de hábitos con asesoramiento y apoyo diverso mediante otros recursos y mecanismos, dificultando así el poder evaluar rigurosamente el posible efecto aislado del gadget. En un metaanálisis sobre el tema, "*Do activity monitors increase physical activity in adults with overweight or obesity? A systematic review and meta-analysis*" (2016), se subrayó este problema. Y además, se llegó a las siguientes conclusiones respecto a su efectividad:

"Las intervenciones para promover hábitos de actividad física que incluyen un monitor de actividad aumentan la actividad física en adultos con sobrepeso u obesidad. Además, la adición del monitor de actividad a las intervenciones parece aumentar el efecto sobre la actividad física, aunque la evidencia actual aún no proporciona pruebas concluyentes de su eficacia."

Vamos, que la cosa no pintaba mal, pero tampoco estaba muy clara.

Sin embargo, los ensayos posteriores a este metaanálisis no nos llevan a ser demasiado optimistas.

También en 2016 la revista médica JAMA publicó un ensayo expresamente diseñado para este tema y probablemente de lo más riguroso que se haya realizado, titulado "*Effect of Wearable Technology Combined With a Lifestyle Intervention on Long-term Weight Loss*" (2016). Los investigadores llevaron a cabo una intervención con casi 500 voluntarios, en la que en primer lugar les hicieron seguir un tratamiento para perder peso durante 6 meses. Después los dividieron en dos grupos y a ambos les dieron consejos y directrices para mantener el peso perdido, haciéndoles seguimiento durante otros 18 meses añadidos. Pero a los integrantes de uno de los grupos además se les facilitó un brazalete-sensor que se fijaba en la parte alta del brazo, asociado a una aplicación web y que les permitía recoger y visualizar información detallada sobre su actividad física.

Tras los dos años de intervención y el análisis de todos los datos, estas fueron las conclusiones finales de los investigadores:

"La adición de un dispositivo de tecnología portátil a una intervención de comportamiento estándar resultó en una menor pérdida de peso durante 24 meses. Los dispositivos que supervisan y proporcionan retroalimentación sobre la actividad física pueden no ofrecer ventaja sobre los enfoques estándar de pérdida de peso."

Sí, ha leído bien. Los que monitorizaron su actividad física con el aparatito recuperaron el peso en mayor medida que el grupo de control. Justo lo opuesto a lo esperable.

Tan solo unas semanas después se publicó en The Lancet otro estudio sobre el tema, *"Effectiveness of activity trackers with and without incentives to increase physical activity (TRIPPA): a randomised controlled trial"* (2016). En este caso su diseño no estaba demasiado centrado en evaluar específicamente y de forma muy rigurosa el efecto aislado de la pulsera, pero obtuvo resultados que pueden ser interesantes. Fue parte de un programa de mejora de la salud laboral de un año, en el que participaron unas 800 personas de 13 empresas y organizaciones diferentes. Se dividió a todos ellos aleatoriamente en cuatro grupos, uno de control y otros tres con pulsera de actividad. Entre estos últimos, dos de ellos además tuvieron un pequeño incentivo económico semanal extra durante los primeros seis meses de la intervención (en un grupo la recibía el propio usuario y en el otro se hacía una donación de caridad), asociado a la consecución de ciertos objetivos.

Y este fue el resumen de los resultados que redactaron los autores:

"(...) es poco probable que los monitores de actividad sean la panacea combatir el aumento de enfermedades crónicas. Aunque parecen haber sido eficaces para frenar la reducción de la actividad física observada en los participantes en el grupo de control a los 12 meses, no hemos identificado evidencia de mejores resultados para la salud. La razón de este resultado podría ser debido a que los participantes del grupo con pulsera no mostraron un aumento en los pasos, y el aumento de la actividad física moderada o vigorosa fue de sólo 16 minutos por semana de promedio, lo que probablemente no sea suficiente para generar mejoras en resultados de salud."

Cabe destacar que tras los seis primeros meses de intervención, momento en el que se dejó de dar los incentivos, el uso de la pulsera se desplomó. Y al final la mayoría acabó quitándosela.

Por último, en 2017 en la revista Obesity se publicó *"Weight loss in Weight Watchers Online with and without an activity tracking device compared to control: A randomized trial"*, un estudio en el que analizó la efectividad de estos aparatos como complemento para un conocido programa de adelgazamiento (Weight Watchers). Tras un año de intervención no se identificaron ventajas ni mejores resultados entre quienes utilizaron la pulsera.

Con estos resultados por ahora no nos queda más remedio que deducir que no hay evidencia de que las pulseras de actividad sean especialmente útiles para perder peso. Es probable que en algunos casos, sobre todo entre quienes ya practican habitualmente ejercicio, puedan ser divertidas y hasta útiles para el seguimiento y la planificación del ejercicio, pero poco más. Ya veremos lo que indican futuros estudios.

Respecto a las razones de esta falta de efectividad, de nuevo creo que la culpable es la simplificación del problema de la obesidad. Para perder peso el contar calorías no es especialmente útil y, por otro lado, la falta de actividad física no es por falta de datos ni capacidad de planificación. La presunción de que teniendo más información vamos a poder sentirnos más motivados, porque conoceremos mejor lo que hacemos y podremos ponernos los objetivos de forma más estructurada, no es más que eso: una presunción. Como bien saben los expertos, la motivación humana es algo mucho más complejo, que depende de factores asociados a una serie de necesidades psicológicas que tenemos las personas. Y para eso una pulsera y unos cuantos datos poco pueden aportar.

Si le interesa el tema de la motivación para la actividad física, es mucho más útil leer bibliografía científica sobre el tema, como por ejemplo alguno de los siguientes estudios y documentos:

- *A Qualitative Analysis of Emotional Facilitators in Exercise (2016)*

- *Using self-determination theory to understand motivation for walking: Instrument development and model testing using Bayesian structural equation modelling (2015)*

- *Physical Activity Adoption to Adherence, Lapse, and Dropout (2014)*

- *Effects of a standard provision versus an autonomy supportive exercise referral programme on physical activity, quality of life and well-being indicators: a cluster randomised controlled trial (2014)*

- *Using self-determination theory to promote physical activity and weight control: a randomized controlled trial in women (2010)*

- *Facilitating health behaviour change and its maintenance: Interventions based on Self-Determination Theory (2008)*

Pero este es otro (gran) tema que quizás tratemos en el próximo volumen…

SOBRE EL AUTOR

Soy Luis Jiménez y le agradezco mucho que haya adquirido este libro. Espero que le haya sido útil para aumentar sus conocimientos sobre alimentación y salud. Estaré encantado si me hace llegar su opinión o si simplemente desea contarme algo dirigiéndose al siguiente email:

elblogdecentinel@gmail.com

Si quiere conocerme mejor, puede pasarse por cualquiera de mis blogs:

http://loquedicelacienciaparadelgazar.blogspot.com/
http://elcentinel.blogspot.com/

O seguir mi perfil de Twitter: @centinel5051

Y estos son otros libros que he publicado sobre alimentación y salud:

- "Lo que dice la ciencia para adelgazar"

- "Lo que dice la ciencia sobre dietas, alimentación y salud"

- "Lo que dice la ciencia sobre dietas, alimentación y salud"

- "El Cerebro Obeso"

- "La guerra contra el sobrepeso"

- "Lo que dice la ciencia sobre comer saludable"

- "El poder y la ciencia de la motivación"

PROBLEMAS DE VISUALIZACIÓN CON IMÁGENES Y TABLAS

Si ha adquirido este libro en un formato ebook y tiene problemas de visualización con imágenes o tablas, puede solicitar una copia de las mismas en formato pdf en la siguiente dirección, adjuntando su recibo o confirmación de compra:

elblogdecentinel@gmail.com

SERVICIO DE ACTUALIZACIÓN

La adquisición de este libro le permite disfrutar de un servicio de actualización (en formato digital) gratuito.

Pasos a seguir para solicitar una actualización:

1. Compruebe la versión de su copia. Al inicio del libro, junto al copyright y el ISBN, verá el número de edición (Ed) indicado con tres números (por ejemplo, Ed. 1.13).

2. Compruebe si hay una versión más actual disponible en la siguiente dirección web:

http://loquedicelacienciaparadelgazar.blogspot.com/p/el-libro.html

3. Haga su solicitud a loquedicelacienciaparadelgazar@gmail.com. Es obligatorio adjuntar la copia de la confirmación de compra inicial (email, recibo…) e indicar el formato en el que desea la actualización (epub, kindle o pdf).